원포인트 MFT

Narae Publishing, Inc.

SK V1 Tower 1507
Younmujang 5 gagil 25, Sungdong-gu,
Seoul 04782, Korea
TEL: +82-2-922-7080
FAX: +82-2-922-0841
E-mail: nrpub@naver.com
Website: www.nrbooks.kr

ワンポイントMFTで取り組む口腔機能すくすくBOOK
大野粛英 ほか 編著
医歯薬出版株式会社 (東京), 2022.

This book was originally published in Japanese under the title of:
WAN POINTO MFT DE TORIKUMU KODOMO NO KOUKUKINOU SUKUSUKU BUKKU
(MFT in Dental Clinics: Supporting Healthy Oral Development for Children)
Eds. OHNO, Toshihide et al.
© 2022 1st ed.
ISHIYAKU PUBLISHERS, INC.
7-10, Honkomagome 1 chome, Bunkyo-ku,
Tokyo 113-8612, Japan

원포인트 MFT

발행일 2025년 10월 5일
저자 OHNO Toshihide et al.
역자 이은희
발행인 최용원
편집디자인 유문형
표지디자인 유문형
교정·교열 연민영
발행처 **나래출판사** (등록 제2012-000051호/1994.6.10)
주소 서울시 성동구 연무장 5가길 25, 성수역 SK V1 Tower 1507호
전화 (02) 922-7080
팩스 (02) 922-0841
이메일 nrpub@naver.com
홈페이지 www.nrbooks.kr

ISBN 979-11-7133-195-6

정가 70,000원

Printed in Korea

원포인트 MFT로 실천하는 구강기능 성장 BOOK

원포인트 MFT

Ohno Toshihide · Yamaguchi Hideharu · Inoue Mitsuko
Takahashi Osamu · Hashimoto Ritsuko 편저

이은희 역

먹 기 숨쉬기 말하기

어린이 구강기능 어려움의 접근법!

나래출판사

집필자 소개

■ 편저자

Ohno Toshihide	가나가와현 요코하마시 오노교정클리닉, 일본치과대학 생명치학부 객원교수, 쇼와대학 치학부 객원교수
Yamaguchi Hideharu	도쿄도 스기나미구 야마구치치과·교정치과
Inoue Mitsuko	쇼와대학 치학부 소아성육치과학강좌 객원교수
Takahashi Osamu	도쿄도 세타가야구 다카하시 교정치과 클리닉, 일본대학 마쓰도 치학부 겸임강사
Hashimoto Ritsuko	가나가와현 요코하마시 오노교정클리닉

■ 집필자 (집필 순)

Kanomi Ryuzo	효고현 히메지시 카노미 교정치과클리닉
Kawabata Junko	효고현 히메지시 카노미 교정치과클리닉
Terada Norie	도쿄도 주오구 긴자나미키도리 사유미교정치과덴탈클리닉 81
Sato Kaori	쇼와대학 치과병원 치과위생실
Takei Yoshiko	쇼와대학 보건의료학부 보건의료학 강사
Ishino Yumiko	도쿄도 세타가야구 후타코타마가와가든교정치과, 쇼와대학 치과병원 구강기능재활과
Takahashi Shigeki	가나가와현 하다노시 다카하시교정치과의원, 도쿄 의과치과대학 시간강사, 동해대학 의학부 시간강사
Takahashi Miyako	도쿄도 세타가야구 다카하시교정치과클리닉
Tsuchiya Sayaka	가나가와현 요코하마시 오노교정클리닉
Hanada Mitsunori	가나가와현 요코하마시 오노교정클리닉
Ohno Yukitoshi	가나가와현 요코하마시 오노교정클리닉, 일본 치과대학 생명치학부 비상근강사
Maruyama Shinichiro	사이타마현 아사카시/도쿄도 시나가와구 앨리스밤비니소아치과

머리말

MFT(oral myofunctional therapy; 구강근기능요법)는 미국의 교정치과의사인 Alfred P. Rogers가 1918~1919년에 구강의 근육 훈련법을 발표한 것으로부터 시작되었습니다. 그 후 1970년대에 언어요법사인 Richard H. Barrett나 William E. Zickefoose 등이 보다 임상적으로 개량하여 구강근기능요법으로 소개하였습니다. 일본에서는 1979년과 1980년에 Barrett 선생을 초빙한 MFT 강습회가 시작되었습니다. Barrett 선생의 은퇴 후에는 1981~2019년에 William E. Zickefoose, Julie Zickefoose 부부가 강습회를 하였습니다. 2002년에는 MFT의 강습회에 참가한 수강생을 포로할 목적으로 MFT 연구회가 발촉되어, 2012년에는 '일본 구강근기능요법(MFT) 학회'로 승격되었습니다.

일본에서는 MFT의 도입에서부터 오늘에 이르기까지 약 40년이 경과하였습니다. 미국으로부터 도입한 MFT는 임상 현장의 요구에 맞추어 일본형으로 진화하였습니다. 미국에서는 근기능요법사나 언어요법사가 환자를 소개받아 단독으로 개업하여 MFT를 실시하고 있습니다. 한편, 일본에서는 치과의사나 치과위생사가 연계하여 지도하는 의원내 완결형 시스템이 완성되고 있습니다. 일본의 MFT는 단순한 모방이 아니라 지식이나 기술을 빌려 일본의 풍토나 문화에 맞춘, 그야말로 일본의 가치관에 따른 '화혼양재의 MFT'라고 할 수 있을 것입니다. 일본의 제조업은 근면함, 부드러운 감성, 가치관을 살려 세련화해 가는 DNA를 가지고 있습니다만, MFT도 같은 진화를 이루어 왔습니다. 이 일본형의 MFT에 대해서 Zickefoose 부부는 "미국의 단독개업형보다 우수하다"고 평가하고 있습니다.

2018년 4월의 치과진료보수개정에 의해 '구강기능발달부전증', '구강기능저하증'의 질환명이 보험으로 등재되어 구강기능훈련을 건강보험에 의해 지도할 수 있게 되었습니다. 이 영향으로 MFT에 관심을 보이는 치과의사·치과위생사가 증가하고 있습니다. 일본 치과의사회의 미래 비전('2040년을 바라보는 치과비전—치과의료의 안—')에도 목표를 달성한 8020운동의 지속과 함께 구강기능의 유지·향상이 새롭게 더해졌습니다. 매스컴에서도 오랄프레일이나 어린이의 구강기능을 기르는 데에 주목하여 사회적인 관심이 높아지고 있습니다. 그 결과, 구강기능에 무언가 어려움을 겪는 부모와 아이가 치과의원에 내원하여, 일반치과에서 '구강기능에 대해서 어떻게 대응하면 좋을지 모르겠다', '자신의 지식이나 경험으로 해결할 수 없다' 등의 사태가 일어나고 있습니다.

이 책은 그러한 경우에 대해 일상 임상에서 대응이 필요한 '구강기능이 곤란한 경우에 대한 대응'에 집중하여 기획하였습니다. 특히 유아기부터 학동기에 자주 보이는 '먹는 기능의 어려움', '호흡기능의 어려움', '말하는 기능의 어려움'의 3가지에 대하여 원인이나 대책에 대해 상세하게 해설하는 것 외에 아이의 구강기능에 대한 기초 지식, MFT의 일부를 활용한 원 포인트 MFT, 지도에 필요한 설명용 매체나 보호자로부터의 질문에 답하기 위한 Q&A 등을 한 권으로 정리하였습니다.

구강기능에 대해 배우고 싶거나 앞으로 MFT를 진료에 도입하고 싶은 분에게 이 책이 도움이 되었으면 합니다. 이 책을 통해 구강기능의 대처법이 한층 더 즐거워진다면 편저자·집필자 모두 기쁠 것 같습니다.

2022년 6월 **편저자 일동**

역자 소개

이 은 희

- 단국대학교 치과대학 졸업
- 일본 TSURUMI대학 교정과 수련 및 치의학박사(교정학 전공)
- 대한치과교정학회(KAO) 정회원, 인정의, 전문의
- 한국임상교정치과의사회(KSO) 정회원, 국제이사
- 대한여성치과의사회(KWDA) 정회원, 국제이사
- 한국구강근기능연구회(KSOMFT) 회장
- 바른해치과 원장

【 역자 서문 】

오늘날 우리는 인공지능과 로봇 기술의 발전으로 과거와는 전혀 다른 시대를 살아가고 있습니다. 언제 어디서나 방대한 지식을 접할 수 있는 환경이 마련되었고, 사람의 손과 발을 대신해 주는 기계들이 일상에 깊숙이 자리 잡으면서 우리의 생활은 점점 더 편리해지고 있습니다.

하지만 모든 변화에는 양면성이 존재합니다. 인공지능이 열어 준 새로운 세상이 무척 매력적이지만, 아이들의 성장과 발달이라는 측면에서 볼 때 꼭 긍정적인 영향만을 주는 것은 아닌 듯합니다. 예전에는 음식을 충분히 씹으며 턱과 치아, 얼굴 근육이 자연스럽게 발달했고, 또래와 어울려 대화하며 정서와 사회성도 자라났습니다. 또, 학교가 끝나면 놀이터에서 마음껏 뛰어 놀며 신체 전반의 균형 잡힌 성장을 도모할 수 있었습니다.

그러나 오늘날의 아이들은 상대적으로 부드러운 음식을 더 자주 섭취하고, 학업과 학습 활동에 많은 시간을 쓰게 되었고, 손에는 스마트폰을 늘 지니면서 자유로운 신체 활동의 기회가 줄어들고 있습니다. 이는 성장기에 자연스럽게 이루어져야 하는 저작, 연하, 호흡, 자세 발달이 충분히 이루어지지 못하는 결과로 이어질 수 있습니다. 결국, 첨단 지식이 나날이 쏟아져 나오고 의료 기술이 눈부시게 발전하고 있음에도 불구하고, 여전히 구강근기능과 관련된 문제들은 해결되지 못한 숙제로 남아 있는 것입니다.

특히 우리나라의 임상 현실에서는 구강근기능훈련의 필요성과 효과를 일상적인 진료에 어떻게 적용해야 할지 어려움을 겪는 경우가 많습니다. "좋다는 것은 알지만, 실제로 어떻게 시작하고, 어떤 방식으로 환자에게 적용해야 하는가?"라는 질문 앞에서 망설이는 선생님들을 자주 만나게 됩니다. 저 역시 임상가로서 이러한 현실에 공감하며, 이 책이 그러한 선생님들께 조금이나마 도움과 길잡이가 되었으면 하는 마음으로 번역을 시작하게 되었습니다.

이 책은 구강근기능과 관련된 문제들을 단순한 이론이나 원리로만 설명하지 않습니다. 실제 임상에서 자주 마주하는 상황을 구체적이고 명료하게 풀어내어, 누구나 바로 적용할 수 있도록 안내해 줍니다. 복잡한 개념을 다루는 대신, 진료 현장에서 "지금 당장 환자에게 무엇을 해 줄 수 있을까?"라는 질문에 직접적인 해답을 제시해 주는 것이 이 책의 장점입니다.

빠르게 변화하는 시대일수록, 우리의 진료는 환자의 삶을 더욱 건강하고 풍요롭게 만드는 데 초점을 맞추어야 합니다. 구강근기능은 겉으로는 작은 문제처럼 보이지만, 환자의 성장과 전반적인 구강 건강, 나아가 삶의 질에 깊숙이 영향을 미칩니다. 그렇기에 올바른 이해와 적절한 대처는 앞으로의 임상에서 결코 간과할 수 없는 부분이라고 생각합니다.

이 책이 선생님들께 구강근기능훈련을 임상에 적용하는 데 실질적인 도움을 드리고, 나아가 우리나라에서도 이러한 치료가 보다 자연스럽게 활용될 수 있기를 진심으로 바랍니다. 역자로서 이 책이 독자 여러분의 진료와 환자의 건강에 작은 보탬이 된다면, 그것이야말로 더할 나위 없는 보람과 기쁨이 될 것입니다.

2025년 9월
역자 **이 은 희**

차례

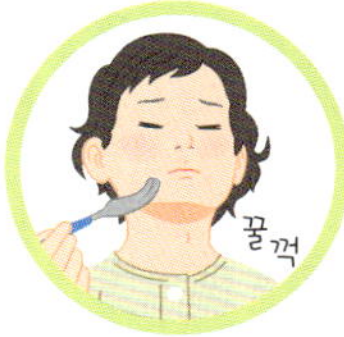

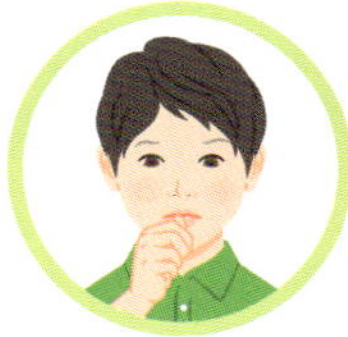
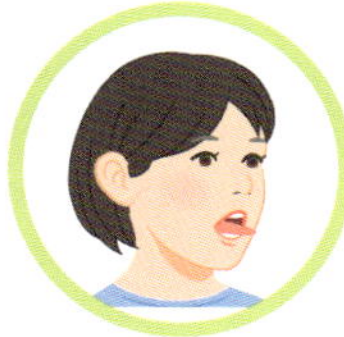
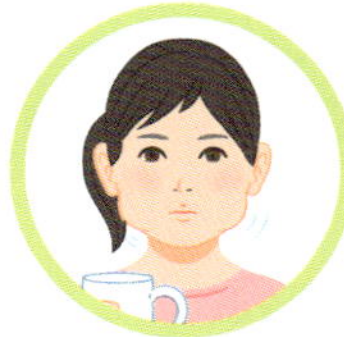

제3장 구강기능과 MFT 63

제4장 진료실에서 활용 가능한 '원 포인트 MFT' 73

시작하면서

Ohno Toshihide (大野粛英) (오노교정클리닉)

'늘 입을 벌리는 습관', 먹는 법·말하는 법이 이상한 아이들이 늘어나고 있다!

최근 늘 입을 벌리고 구호흡을 하는 아이들이 늘어나고 있습니다. 이전부터 전철 안에서 입을 벌리고 자고 있는 젊은이들을 자주 볼 수 있었습니다만, 감염예방 대책으로 마스크를 쓰고 있기 때문에 구호흡을 하고 있는지 어떤지는 알기 어렵게 되었습니다. '늘 입을 벌리는 습관'은 구순폐쇄부전이나 저위설과 관련되어 씹거나 삼키거나 말하는 등의 구강기능에 영향을 주어 마이너스의 연쇄가 일어난다고 합니다. "병은 벌어진 입을 통해서 들어온다"는 말이 있는 것처럼, 구호흡에 의해 세균이나 바이러스가 침투하게 되면 감기에 걸리기 쉬워집니다. 또한 입을 반쯤 벌리고 구호흡을 하고 있는 모습은 입매가 단정하지 않게 보여 외견상으로 손해를 볼 수 있을지도 모릅니다.

현대 아이들은 부드러운 음식을 좋아하고, 부모들도 아이들이 싫어하는 딱딱한 음식을 주지 않는 경향이 있습니다. 관리영양사인 타이다의 조사에 의하면, 아이의 식사 때문에 어려움을 겪고 있는 보호자는 약 97%, 식사시간을 즐기지 않는 아이는 10% 이상이라고 보고되었습니다[1]. 구체적인 어려움으로는 공복감, 음식에 대해 의욕이나 관심이 없다, 생활 환경(취침·기상 시간 등의 생활 리듬), 먹을 때 집중하지 않는다, 씹는 힘이 약하다, 좋고 싫음이 많다, 먹는 것이 느리다, 잘 흘린다 등이 거론되고 있습니다. 단순히 "영양이 있으니까 먹어라", "열심히 만들었으니 남기지 말고 먹어라"라고 강요한다면 아이는 먹는 것이 고통이 되어 더욱더 먹는 것에 관심을 나타내지 않게 됩니다. 아이가 즐겁게 먹기 위해서는 '유아기부터 가족과 함께 즐겁게 먹는' 경험이 중요하고, 보호자가 아이들의 생활 환경, 요리법 그리고 말하는 방법 등에 대해 연구할 필요가 있습니다.

또한 필자는 치과위생사와 함께 약 20년간에 걸쳐 요코하마시의 초·중학교의 '말의 교실'(언어통급지도교실)의 지원을 실시해 왔습니다. 현장에서는 자음이 다른 자음으로 바뀌는 '치환', 상·하 전치 간에 혀를 끼우며 발음하는 '치간음의 오류', '이' 단에 많이 보이는 독특한 왜곡음을 동반한 '측음화구음' 등이 증가하고 있습니다. 이들 중에는 개교, 반대교합 등의 부정교합이나 설소대 부착이상이 관련되어 있는 경우도 적지 않고, 말하는 방법에 어려움이 증가한다고 실감하고 있습니다. 요코하마시 초·중학교의 말의 교실은 희망자가 많아, 반년 정도 대기자들이 순서를 기다리고 있습니다.

구강기능이 충분히 발달하지 않은 아이가 늘고 있는 배경에는 학교나 학원을 다니는 등 매우 바쁜 생활 습관이나 비디오게임을 하는 놀이 패턴으로 바깥에서의 놀이가 줄어드는 놀이의 변화도 영향을 미쳤다고 생각됩니다. 또한 핵가족화나 어머니의 취업, 혼자 식사, 저출산에 의한 부모의 과보호와 같은 생활 환경의 변화도 영향을 주었다고 생각됩니다. 이러한 요인들이 구강기능의 발달 저하나 잘못된 기능의 습득으로 이어지고 있다고 생각됩니다.

구강의 건강은 전신의 건강으로 이어지고, 또 유년기의 건강상태는 성인기나 고령기의 건강에도 영향을 줍니다. 최근 몇 년 사이에 초고령사회의 도래와 함께 고령자의 구강기능저하(오랄프레일)에 주목하게 되었습니다. 한편, 아이의 구강기능에 대해서는 아직 인지가 낮은 것이 현실입니다. 그러나 최근에는 소아기의 구강기능 발달부전이 오랄프레일의 예비군이 된다고 지적하고 있습니다. 즉 아이의 구호흡은 '구강의 생활습관병'의 시작이라고 할 수 있습니다.

'구강기능발달부전증'의 보험도입과 MFT

2018년 4월의 진료보수개정에 의해 고령자의 구강기능저하증과 어린이의 구강기능 발달부전이 건강보험에 도입되었습니다. 이에 따라 일본 치과의사회가 2018년 3월에 발행한 평가 매뉴얼[2]에는 구강기능발달부전증의 항목분류나 평가방법이 자세하게 해설되어, 대응법의 하나로 MFT도 거론되고 있습니다(그림). 더욱이 2022년의 진료보수개정에 의해 종래 15세 미만이었던 구강기능발달부전증의 대상연령이 18세 미만으로 올라가게 되었습니다. 구강기능발달부전증의 진료에 대해서는 구강기능의 평가와 함께 관리계획을 책정하여 환자와 보호자에게 설명하고, 문서로 표기하여 제출할 필요가 있습니다. 현재 구강기능 발달부전을 주소로 내원하는 어린이나

A 기능	B 분류	C 항목	해당 항목	지도 · 관리의 필요성
먹기	저작기능	C-1 치아의 맹출이 늦어지고 있다.	☐	☐
		C-2 기능적 요인에 의해 치열 · 교합에 이상이 있다.	☐	
		C-3 저작에 영향을 주는 충치가 있다.	☐	
		C-4 세게 씹을 수 없다.	☐	
		C-5 저작 시간이 너무 길거나 너무 짧다.	☐	
		C-6 편저작이 있다.	☐	
	연하 기능	C-7 혀의 돌출(유아 연하의 잔존)이 보인다(이유 완료 후).	☐	☐
	먹는 행동	C-8 보유양, 먹는 횟수가 너무 많거나 너무 적거나 일정하지 않다.	☐	☐
말하기	구음 기능	C-9 구음장애가 있다(음의 치환, 생략, 왜곡 등이 있다).	☐	☐
		C-10 구순폐쇄부전이 있다 (안정 시에 구순폐쇄를 보이지 않는다).	☐	☐
		C-11 구강습관이 있다.	☐	☐
		C-12 설소대에 이상이 있다.	☐	☐
기타	영양(체격)	C-13 너무 마르거나 비만이 있다 (카우프 지수, 로레르 지수로 평가).	☐	☐
	그 외	C-14 구호흡이 있다.	☐	☐
		C-15 구개편도 등의 비대가 있다.	☐	
		C-16 수면 시에 코를 곤다.	☐	
		C-17 상기 이외의 문제점 ( )	☐	

C1~12 중에 저작기능(C1~6)을 포함하여 2개 항목 이상이 해당되는 경우에 '구강기능발달부전증'이라고 진단한다.

그림. '구강기능발달부전증' 체크리스트(이유 완료 후). (일본 치과의학회, 2018.에서)[2]

보호자는 그다지 많다고는 할 수 없지만, 구강기능에 대한 인식이 높아져서 일반치과에서도 치과의사, 치과위생사의 새로운 역할로서 어린이의 구강기능에 대응하는 요구가 높아지고 있습니다. 물론 지도 시에 어린이의 행동변화를 촉구하는 것이나 보호자의 협력이 불가결하다는 것은 말할 필요도 없습니다.

Ogura Masayuki(후생노동성 치과 보건과장)는, 향후 치과의료는 '치료 중심형'에서 의과 및 간호 등과의 연계를 통해 '치료·관리·연계형'으로 변화되어 '치아의 형태 회복'에서 말하기·먹기 등의 '구강기능의 유지·회복'으로 전환해 나갈 필요가 있다고 하였습니다[3]. 더욱이 기능면에 착목한 진료보수개정은 이러한 치과의료의 장래상을 따라가는 데에 따른 대응입니다. 저출산 고령화가 세계에서 가장 심한 일본에서 구강기능의 유지·향상은 뺄 수 없는 주제가 되어 가는 것은 틀림이 없습니다. 또한 개별 치과의원의 이미지를 개선하는 데에 구강기능훈련을 할 수 있다는 것이 새로운 가치의 제시로 이어집니다.

그러나 임상현장에서는 어린이의 저작·연하, 호흡, 발음 등의 문제에 어떠한 대응을 하면 좋을지 잘 모르겠다고 하시는 분들이 많습니다. 이 책에서는 유아기부터 학동기에 집중하여 주로 '먹는 기능', '호흡기능', '말하는 기능' 등 3가지 구강기능의 문제점에 대해 일본 구강근기능요법(MFT) 학회에 소속된 집필진과 소아치과의 전문가들이 그 원인 및 대응을 알기 쉽게 설명하고 있습니다.

이후 치과의료가 어떻게 진화될지 주시하면서 구강기능훈련이라는 새로운 가치창조를 기대해 보고 싶습니다.

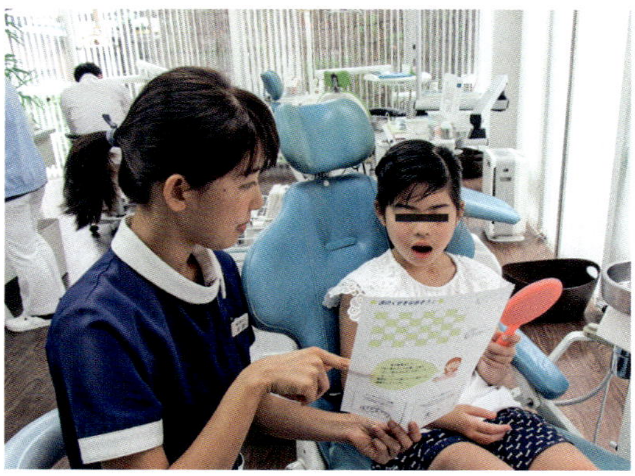

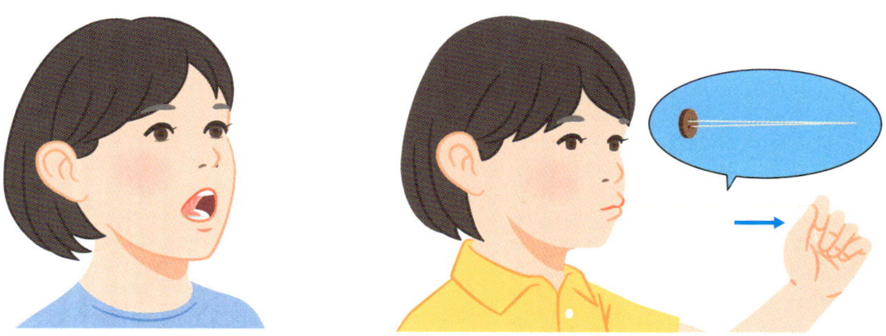

제 1 장

이런 것에 어려움을 겪고 있지 않습니까? 구강기능의 어려움에 대한 조언

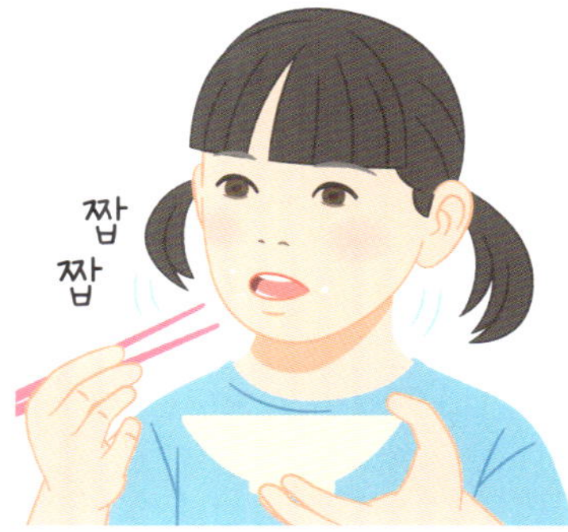

1 먹는 기능이 어려운 경우

2 호흡기능이 어려운 경우

3 말하는 기능이 어려운 경우

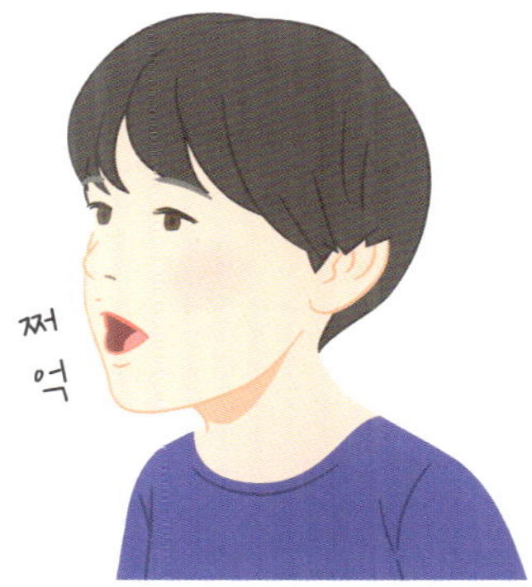

보호자로부터 듣는 많은 구강기능의 어려운 점에 대해 구강기능의 평가방법과 관찰 포인트, 구체적인 지도방법을 정리하였습니다. 어려운 점에 맞춘 '원 포인트 MFT'도 소개합니다.

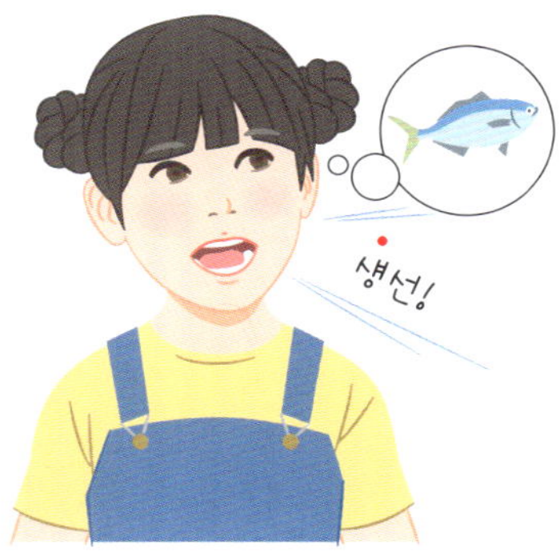

1 먹는 기능이 어려운 경우

먹는 방법이 신경 쓰인다.

- 짭짭 소리를 내면서 먹는다.
- 음식을 흘리면서 먹는다.
- 먹는 것이 빠르거나 느리다. 등

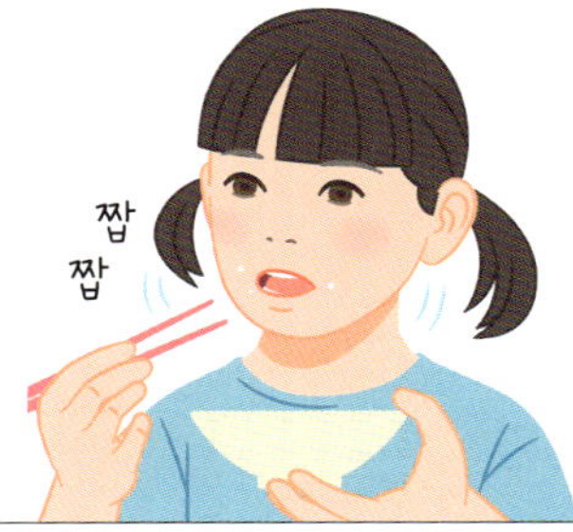

Kanomi Ryuzo, Kawabata Junko (카노미 교정치과클리닉)

먹는 기능이 어려운 경우와 대응 차트

생활 환경의 문제

- 식사나 간식의 시간 · 내용 · 양, 식사 환경에 문제가 있다.
- 기상 · 취침 시간에 문제가 있다.
- 밖에서 놀기 · 운동에 문제가 있다.
- 식사 자세 및 테이블 · 의자의 높이가 부적절하다.

대응 ➡ p. 10~ 참조

- 식습관 및 생활 리듬의 정리
- 운동량을 늘림
- 식사 시 자세 개선

형태적 문제

- 치열 · 교합에 문제가 있다.
- 치아의 교환기에 있다.
- 충치 문제가 있다.

대응 ➡ p. 12~ 참조

- 치열 · 교합에 대해 정보제공, 교정치과 · 소아치과 등과 연계
- 충치의 예방 · 치료

기능적 문제

- 구순폐쇄부전
- 설소대 부착이상
- 구강습관

대응 ➡ p. 14~ 참조

- 구강주위근의 트레이닝(MFT)
- 필요에 따라 설소대절제술
- 구강습관의 중지 지원

'먹는 방법'의 무엇이 문제가 될까?

유아기·학동기 소아 환자의 먹는 기능은 기능을 획득하고 익숙해지는 발달기에 있습니다. 즉 먹는 것을 기억하고 먹는 기능을 유지해 나가는 도중의 단계라고 할 수 있습니다. 또한 그 때문에 구강기능이 아직 충분히 획득되지 않고, 또 획득한 기능을 잘 발휘할 수 없기 때문에 식사할 때에 어떤 식으로든 잘 먹지 못하는 것이 표면화되어 먹는 것에 대해 어려운 점과 연결되어 있다고 생각됩니다.

보호자가 호소하는 어려움은 다음과 같은 것들을 들 수 있습니다.

보호자의 어려운 점

1. 잘 씹지 않는다.
2. 음식을 입에 계속 두고 삼키지 않는다.
3. 먹을 것을 잔뜩 입에 넣어 뺨에 가득하다.
4. 씹지 않고 그대로 삼킨다.
5. 잘 흘린다. 주위를 더럽힌다.
6. 짭짭 소리를 내며 먹는다.

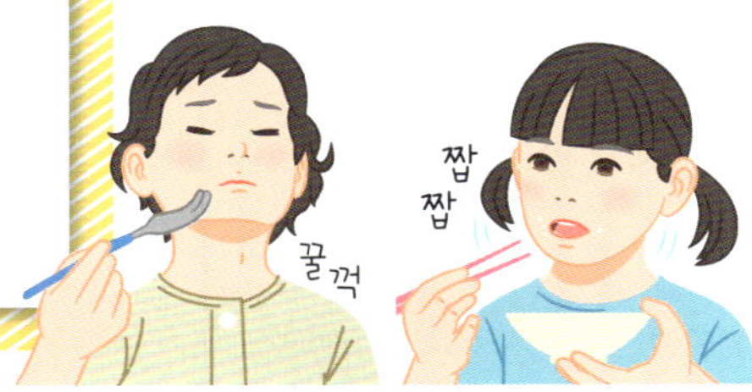

먹는 기능의 발달에는 개인차가 있습니다. 따라서 치과의원에서 이러한 문제에 직면했을 때 보호자에게 "우리 아이는 발달이 늦는 거 같다……"라고 불안해하지 않도록 배려합니다. 그런 다음, 개인별 소아의 발달 단계에 맞추어 먹는 기능을 충분히 발휘하여 구강기능을 보호자와 함께 육성해 나가는 지원이 필요합니다. 또한 먹는 행동은 성장과 함께 변화하기 때문에 때로는 경과 관찰을 실시하는 것도 필요합니다. 치과의원에서 검진 시 구강기능의 발달에 대해서도 정기적으로 체크해 가는 것이 바람직합니다.

먹는 기능의 어려움, 무엇을 관찰하고 평가하는가?

우리는 보호자의 호소에 대해 "먹을 때는 입을 다물고 어금니로 잘 씹어서 먹도록 합시다"라고 지도합니다. 그러나 '먹는 것'의 어려움에 대해 대응할 때는 먼저 아이의 전신 건강·발육 상태나 아이를 둘러싼 생활 환경·육아 환경 등을 잘 들어, 구강기능 발달에 영향을 주는 인자가 없는지를 확인하는 것이 필요합니다.

그런 다음에 '어떻게 먹고 있는가' 등을 문진을 통해 충분히 듣고, 구강의 형태적인 문제와 구강습관 등 먹는 기능을 저해하는 요인에 대해서도 확인하고, 가능하면 실제 식사 장면을 관찰합니다(➡ **식사 장면의 관찰에 대해서는 p. 6~ 참조**). 보호자도 눈치채지 못한 먹는 것에 대한 문제가 있는 경우도 있기 때문입니다.

문진으로 확인할 사항

문진으로 Check

먹는 것이 어려운 경우

➡ 식사 장면을 촬영하는 것에 대해서는 p. 6~ 참조

☐ **어떤 방법으로 먹는지를 구체적으로 들어 본다.**

* 가능하면 식사 장면을 관찰한다(가정에서 식사하는 모습을 스마트폰이나 태블릿으로 촬영하면 좋다).

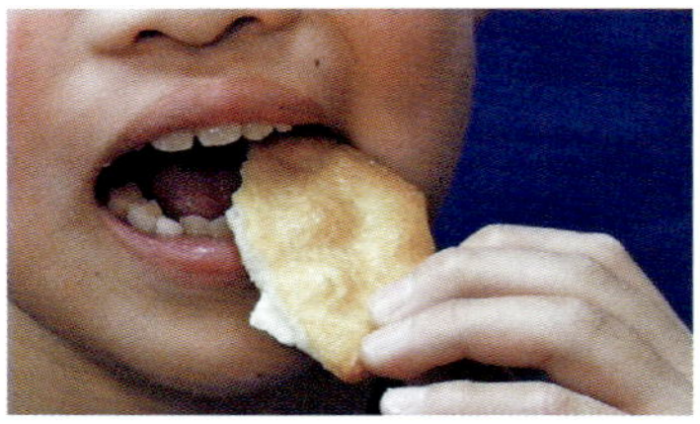

전신의 건강·발육 상태

☐ **현재의 신장·체중**

☐ **출생 시 상태(임신 주수, 체중 등)**

☐ **성장·발육의 지연은 없는지**

* 발육에 극단적인 이상이 없는지 확인한다. 조산의 경우 수정 주수를 확인하고 역연령으로 판단하지 않는 것이 중요하다.
* 본 원에서 대응이 곤란하다고 판단되는 경우에는 지역의 관계기관과 네트워크가 중요하다.

생활 환경

➡ 생활 환경에 원인이 있다고 생각되는 경우의 대응은 p. 10~ 참조

☐ **식사 시간, 취침·기상 시간**

☐ **식사나 간식의 내용**

☐ **식욕이 있는지, 배고프다고 하는지**

☐ **바깥 놀이, 운동 등이 부족하지 않은지(보육원, 학교, 학습 상황 등도 확인한다.)**

* 규칙적인 생활이 잘 되어 있는지, 균형 있게 먹고 있는지, 간식이 많지 않은지 등을 확인한다. 주된 양육자의 협력을 얻을 수 없는 경우에는 적극적인 지도를 보류하는 경우도 있다.

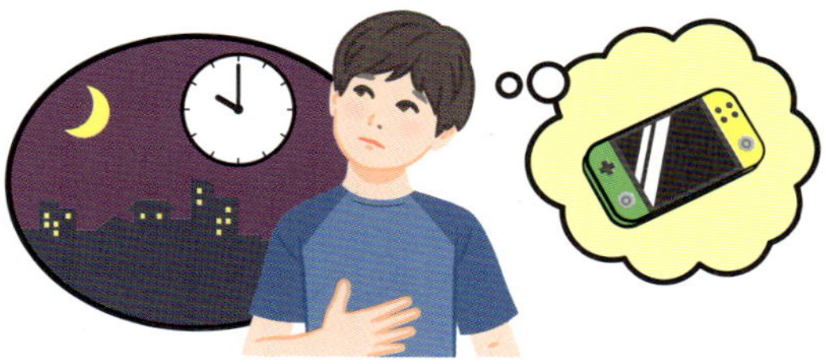

☐ **가정에서의 식사 자세** ➡ 식사 중의 올바른 자세에 대해서는 p.11 참조

* 평소의 식사 자세나 의자, 테이블의 높이를 확인한다.

☐ **배변, 배뇨 횟수, 구토나 설사는 없는지**

* 어떤 질병의 영향이 의심되는 경우에는 소아과에 의뢰한다.

구강내나 구강 주위에서 확인할 점

관찰로 Check

☐ **치열·교합에 문제가 없는지** ➡ 치열·교합에 문제가 있는 경우의 대응은 p. 12~ 참조

＊개교, 반대교합, 과개교합, 교차교합 등이 없는지 확인한다.

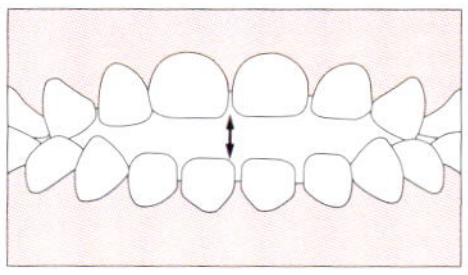
개교

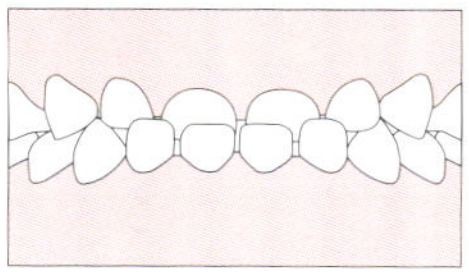
반대교합

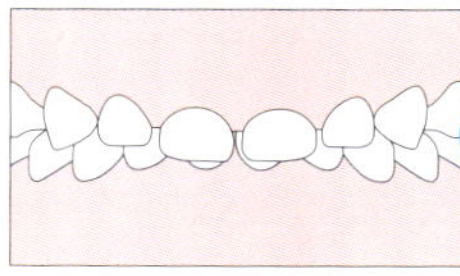
과개교합

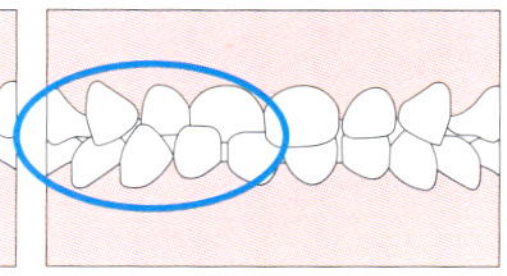
교차교합

☐ **치아의 교환기가 아닌지** ➡ 치아의 교환기에 있는 경우의 대응은 p. 13~ 참조

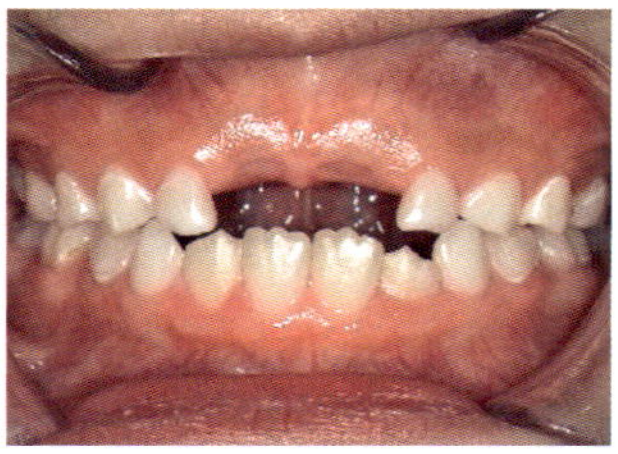
전치부 교환기

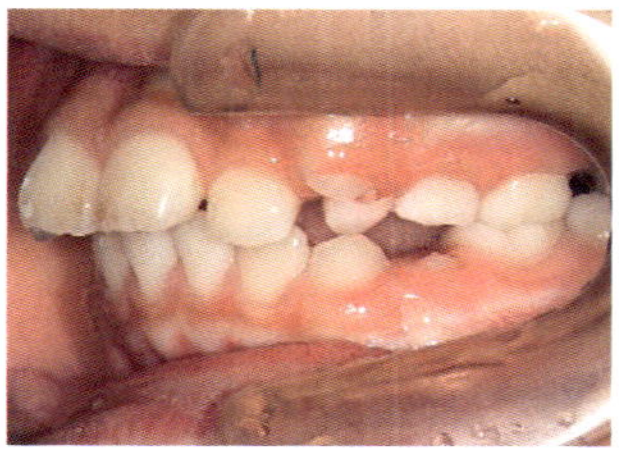
구치부 교환기

☐ **충치는 없는지** ➡ 충치의 치료·예방에 대해서는 p. 14 참조

☐ **구순폐쇄부전이 없는지** ➡ 구순폐쇄부전에의 대응은 p. 14 참조

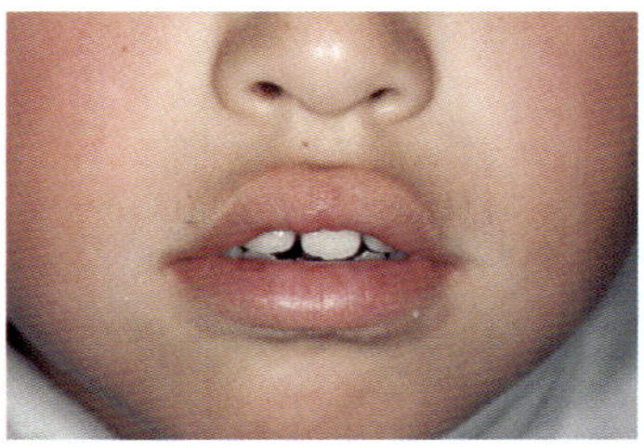

☐ **설소대 부착이상은 없는지** ➡ 설소대 부착이상에의 대응은 p. 15 참조

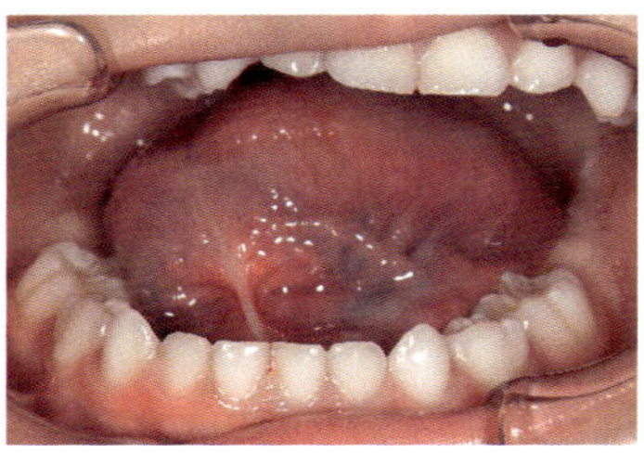

☐ **구강습관이 없는지** ➡ 구강습관이 있는 경우의 대응은 p. 15 참조

＊손가락빨기, 혀 내미는 습관, 입술 깨무는 습관·입술 빠는 습관, 손톱이나 이불을 깨무는 등의 구강습관이 없는지 관찰하거나 보호자에게 문진으로 확인한다.

할 수 있으면 해보자! 식사 장면 관찰

먹는 기능의 문제가 있는 어린이가 내원한다면, 음식을 가지고 와서, 먹는 모습을 관찰할 수 있으면 좋습니다(그림 1). 이때 영상이나 사진 등으로 기록함으로써 문제가 되는 먹는 방법뿐만 아니라, 지도의 성과도 비교할 수 있어 적절하게 평가할 수 있습니다. 또 보호자와 함께 그 상태를 확인하고 정보를 공유함으로써 가정에서 먹는 방법을 개선시킬 수 있을 것으로 기대할 수 있습니다.

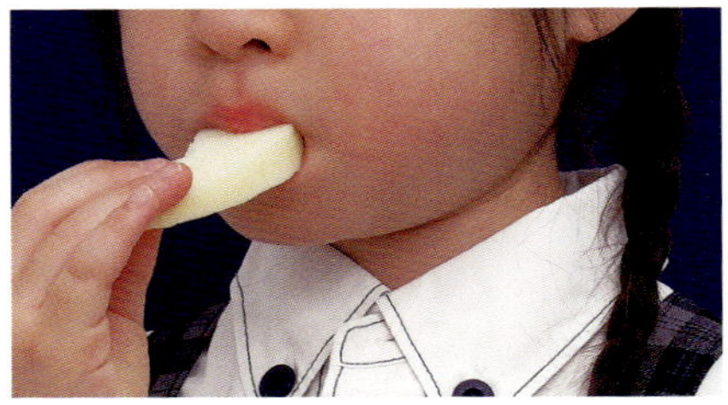

그림 1. 식사 장면 관찰.

● 준비해 오는 음식의 예

① 손에 잡기 쉬운 음식

- 주먹밥, 샌드위치, 자른 사과나 야채 스틱, 비스킷, 크래커, 센베 등
  - ➡ 손으로 잡고 먹을 때 한입 베어 먹는 양상을 관찰합니다. 음식을 먹을 때 구순폐쇄가 되어 있는지, 입에 넣는 양이 많지 않은지, 전치나 입술을 사용해서 음식을 입에 넣고 있는지, 입과 손의 협조는 되어 있는지 등을 관찰합니다.

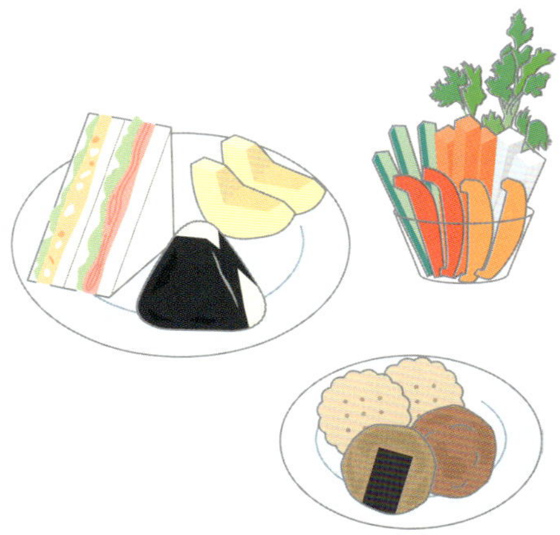

② 소프트푸드

- 요거트나 푸딩 등
  - ➡ 숟가락 등의 도구를 사용하여 입술을 사용해서 먹고 있는지, 부드러운 음식(soft food)을 설배에서 구개로 확실히 밀어 올리면서 삼키고 있는지를 확인합니다. 안전하고 쉽게 지도할 수 있습니다.

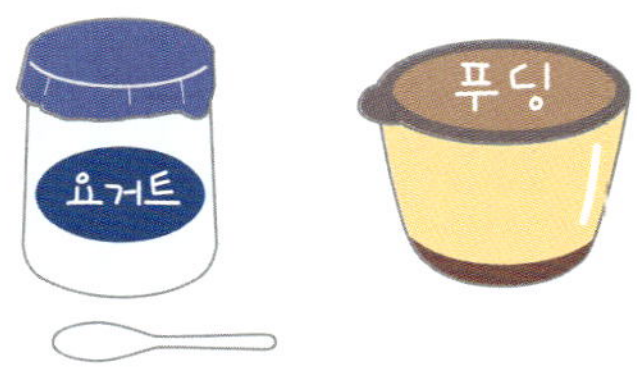

③ 껌(무가당 제품)

➡ 소아의 경우에는 껌을 먹어본 적이 있는지 확인하는 것이 필요합니다. 껌은 씹어도 크기의 변화가 없고, 연하가 유도되지 않기 때문에 편저작의 확인이나 짭짭 소리를 내지 않는지, 저작 중의 구순폐쇄 상황 등 저작 상태를 확인하는 데 적합합니다.

④ 투명컵, 물, 빨대

➡ 물을 마시는 방법이나 빨대 사용 상황을 확인합니다(그림 2). 투명한 컵은 수분 섭취 시 구순폐쇄나 혀 내미는 상황을 관찰하는 데 적합합니다. 빨대를 구강내의 어금니까지 너무 깊숙이 넣지 않는지, 전치로 씹지 않는지, 입술로 유지되고 있는지 등을 확인합니다.

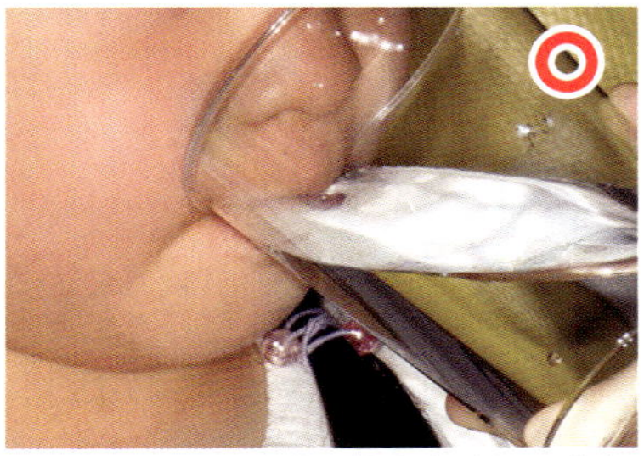
입술로 컵의 가장자리를 확실히 끼우고 있다.

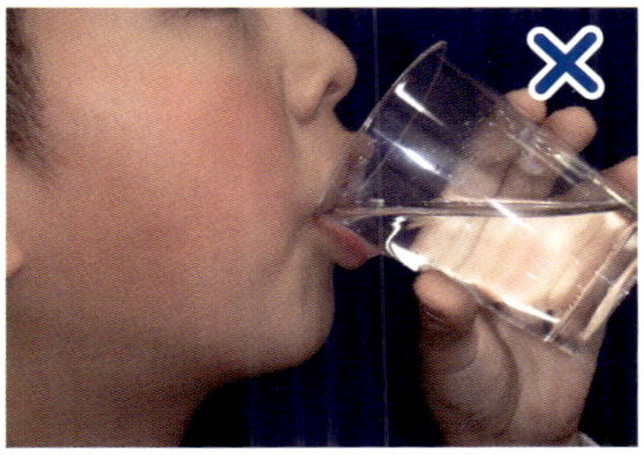
입술로 컵의 가장자리를 확실히 잡고 있지 않다.

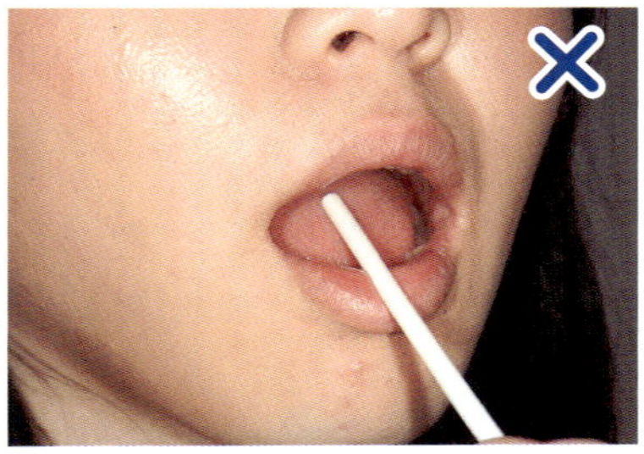
빨대를 입안으로 너무 깊숙이 넣었다.

그림 2. 마시는 방법 확인.

Point

- **식사 장면의 관찰 포인트**

음식을 사용하여 지도하기 전에 반드시 알레르기가 있는지 확인하고 적합한 음식을 보호자에게 준비하도록 합니다. 신경 쓰이는 먹는 방법을 구체적으로 알 수 있도록 가정에서 먹는 것과 같은 식사(도시락)와 기구(젓가락, 숟가락 등)를 사용하면 좋습니다. 특히 아이가 저연령으로 먹는 방법을 확인하기 어려운 경우에는 일상의 식사가 바람직합니다. 또한 의원에서의 관찰이 어려운 경우에는 가정에서 식사하는 모습을 스마트폰이나 태블릿 단말기로 영상 촬영하여 평가해도 좋습니다.

지도 전에는 충분히 손을 씻도록 합니다.

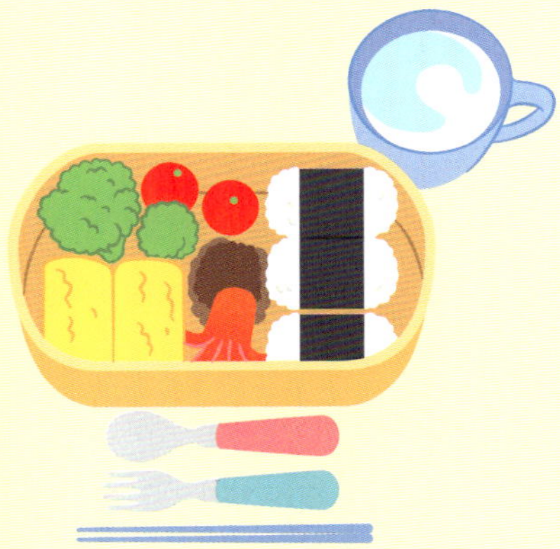

● 식사 장면 관찰과 평가 포인트

관찰로 Check

관찰 포인트

- □ 섭식 기능 발달과정의 어느 단계가 획득되지 않았는지
- □ 섭식 기능의 미숙한 점은 무엇인지(포식·저작·연하)
- □ 섭식 기능의 문제를 일으키고 있는 요인이나 그 외에 연관되어 있는 것은 무엇인지

구강기능 평가 포인트

- □ 섭식 시 자세 및 손과 구강의 협조 운동을 확인한다.
- □ 섭식 시 구순·뺨·하악·혀의 움직임을 시각적으로 평가·관찰한다.

포식·저작·연하의 어느 단계가 획득되지 않았는지 관찰합니다.

□ 포식: 구순 및 전치를 사용하여 포식되는지

➡ 포식 시 구순폐쇄가 되는지, 혀가 구강 밖으로 나오지 않는지, 포식 시 음식의 위치는 어디인지(측방에서 들어간다, 중앙에서 들어간다), 1회량은 어떤지(많다·적당량·적다)를 확인합니다(그림 3).

➡ 포식의 지도에 대해서는 p. 16 참조

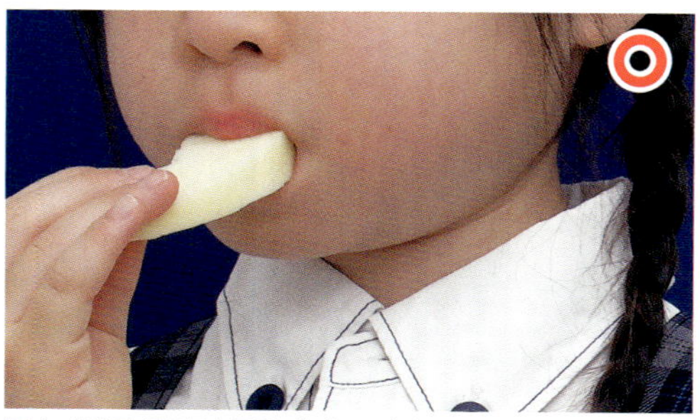

구순폐쇄를 하면서 중앙에서 포식하고 있는 모습

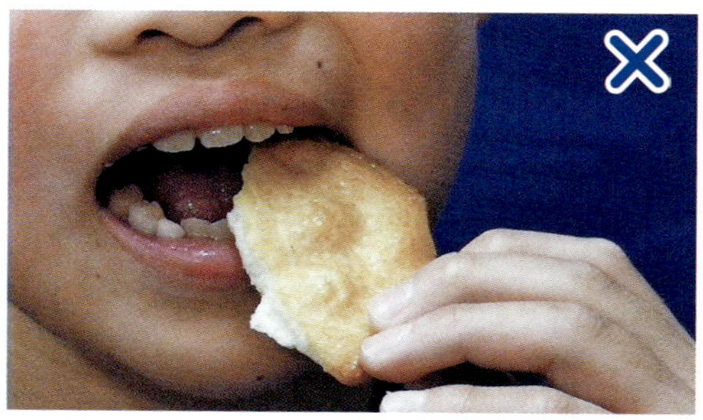

구각 부근(측방)에서 포식하고 있으며, 1회량이 많은 모습

그림 3. **포식 시 관찰.** 구순 및 전치를 사용하여 포식할 수 있는지 관찰한다.

□ 저작: 구순폐쇄가 가능하며 구치부로 저작할 수 있는지

➡ 입을 벌린 채로 씹지 않는지, 음식을 전방부에서 먹지는 않는지, 구순·구각부와 하악의 움직임을 확인합니다.

구치부로 저작하는 경우에는 하악이 저작측으로 편위되고, 턱과 혀가 좌·우 방향 및 비스듬히 복잡하게 움직이고, 구순이 딸려가는 듯한 움직임을 확인할 수 있습니다(그림 4-①). 좌·우 구각이 동시에 수축하는 움직임을 보이는 경우에는 혀의 상·하운동에 따라 하악이 상·하로 운동함으로써 저작이 충분히 일어나지 않는다고 여겨집니다(그림 4-②).

➡ 저작의 지도에 대해서는 p. 17 참조

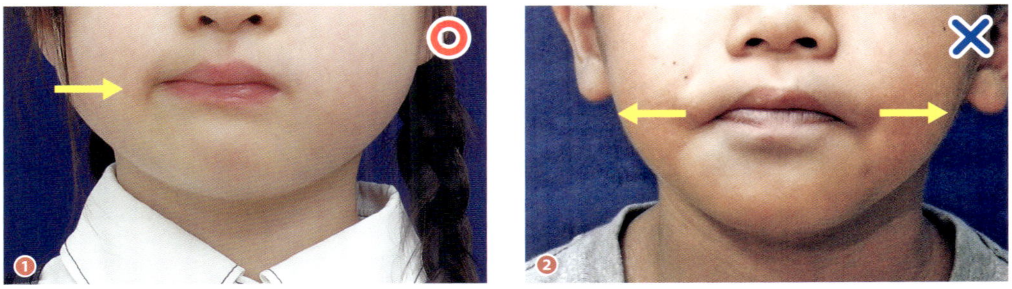

① 저작운동이 충분한 모습(우측으로 저작 중)

② 구순이 좌·우대칭으로 움직이고, 저작운동이 충분히 습득되지 않은 모습

그림 4. **저작 시 관찰.** 구치부로 저작할 수 있는지 확인한다.

□ 식괴 형성이 되어 있는지

➡ 설배, 구강전정, 치은협이행부, 구강저에 음식이 남아 있지 않는지 확인합니다(그림 5).

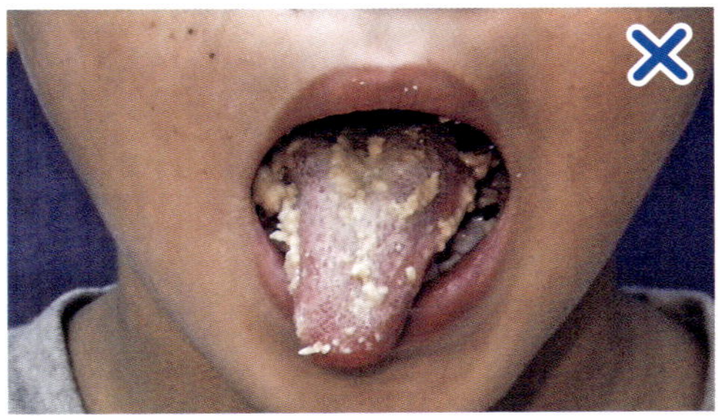

그림 5. **식괴 형성이 되어 있는지 관찰.** 저작하여 타액과 섞인 음식이 혀 중앙에 모여 있지 않는다.

□ 연하: 구개와 혀를 사용하여 식괴를 후방으로 넘기면서 연하가 되는지

➡ 연하 시에 혀가 전방 및 구강외로 나오지 않고 구순폐쇄가 되는지 확인합니다.

혀로 구개를 누르면서 연하하지 못하면 하순을 말아 넣거나(그림 6), 이부에 긴장이 보이기도 합니다.

➡ 연하의 지도에 대해서는 p. 18 참조

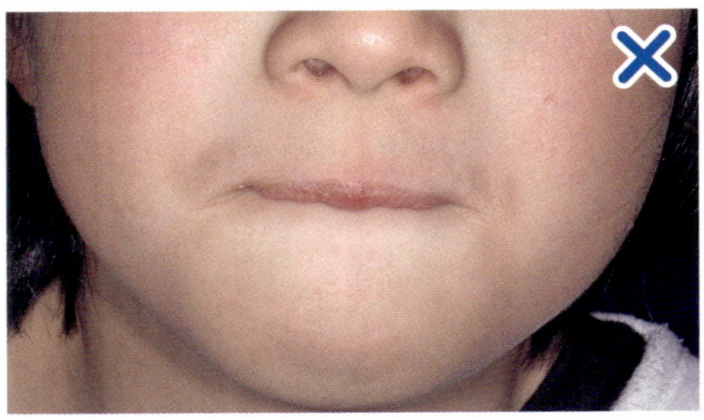

그림 6. **연하 시 관찰.** 하순을 말아 넣으면서 연하하고 있는 모습.

□ 먹는 페이스는 어떤지

➡ 입안에 오래 음식을 머금고 있지 않는지, 입을 거의 움직이지 않고 페이스가 늦지 않는지, 삼키지 않은 채로 음식을 입에 넣어 뺨이 부풀어 있지 않은지, 잘 씹지 않고 삼키듯이 먹어 페이스가 빠르지 않은지 관찰합니다.

'먹는 것'이 어렵다고 여겨지는 원인과 지원방법

생활 환경에 원인이 있다고 여겨지는 경우

- 식사 시간이나 취침·기상 시간 등 생활 리듬이 불규칙
- 바깥놀이·운동 등이 부족하여 배가 고프지 않다.

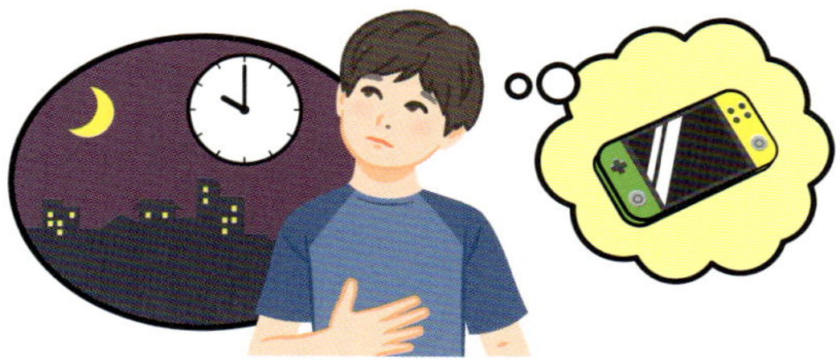

식사 지도는 치과임상에서 일반적으로 행해지고 있기 때문에 일상 임상에 도입하기 쉽다고 생각됩니다. 여기서 포인트는 '공복 시간을 만드는 것'입니다. 이것은 식사 장면을 관찰(p. 6~ 참조)할 때 맛있고 즐겁게 하기 위해서도 효과적입니다.

보호자에게 3일부터 1주일간 생활 리듬(기상·취침 시간 및 활동 상황 등)과 취식 상황(식사 및 간식 시간, 내용, 양 등)을 기입해 오도록 하면 개선점을 찾을 수 있습니다(그림 7). 예를 들면, 과자나 주스가 식사 대용이 되어 공복을 느낄 수 없는 등 문제점을 파악하여 생활에 맞는 대응을 보호자와 함께 검토할 수 있습니다.

생활 리듬이 불규칙한 경우에는 생활 리듬을 바로잡고 운동량을 늘려서 아이가 공복감을 느낄 수 있도록 조언합니다.

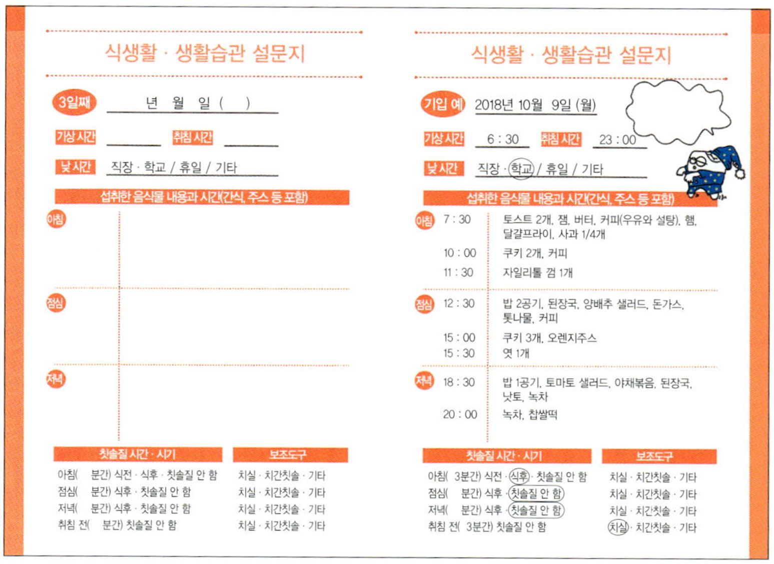

식생활 · 생활습관 설문지

3일째 ____ 년 월 일 ( )

기상 시간 ____ 취침 시간 ____

낮 시간 직장 · 학교 / 휴일 / 기타

섭취한 음식물 내용과 시간(간식, 주스 등 포함)

아침

점심

저녁

칫솔질 시간 · 시기	보조도구
아침(분간) 식전 · 식후 · 칫솔질 안 함	치실 · 치간칫솔 · 기타
점심(분간) 식후 · 칫솔질 안 함	치실 · 치간칫솔 · 기타
저녁(분간) 식후 · 칫솔질 안 함	치실 · 치간칫솔 · 기타
취침 전(분간) 칫솔질 안 함	치실 · 치간칫솔 · 기타

식생활 · 생활습관 설문지

기입 예 2018년 10월 9일 (월)

기상 시간 6 : 30 취침 시간 23 : 00

낮 시간 직장 · (학교) / 휴일 / 기타

섭취한 음식물 내용과 시간(간식, 주스 등 포함)

	시간	내용
아침	7 : 30	토스트 2개, 잼, 버터, 커피(우유와 설탕), 햄, 달걀프라이, 사과 1/4개
	10 : 00	쿠키 2개, 커피
	11 : 30	자일리톨 껌 1개
점심	12 : 30	밥 2공기, 된장국, 양배추 샐러드, 돈가스, 톳나물, 커피
	15 : 00	쿠키 3개, 오렌지주스
	15 : 30	엿 1개
저녁	18 : 30	밥 1공기, 토마토 샐러드, 야채볶음, 된장국, 낫토, 녹차
	20 : 00	녹차, 찹쌀떡

칫솔질 시간 · 시기	보조도구
아침(3분간) 식전 · (식후) · 칫솔질 안 함	치실 · 치간칫솔 · 기타
점심(분간) 식후 · (칫솔질 안 함)	치실 · 치간칫솔 · 기타
저녁(분간) 식후 · (칫솔질 안 함)	치실 · 치간칫솔 · 기타
취침 전(3분간) 칫솔질 안 함	(치실) · 치간칫솔 · 기타

그림 7. 식생활 · 생활습관 청취 시트.

- 식사할 때 자세가 나쁘고 잘 먹지 못한다.
- 테이블이나 의자의 높이가 맞지 않는다.

가정에서 식사 자세가 올바르게 유지되고 있는지 들어 보고, 식사할 때 사진을 촬영한 것을 보면서 문제점이 있으면 개선하도록 합니다.

□ 식사 중의 자세

식사 중의 자세는 매우 중요합니다. 자세가 흐트러지면 식사에 대한 집중력도 저하됩니다. 또한 발이 바닥에 제대로 닿지 않고 휘청거리고 있으면 제대로 씹을 수 없습니다. 어린이들이 식사를 자립적으로 하기 위해서는 섭식 동작의 발달을 촉진하기 위해 자세와 테이블, 의자의 높이에 주의를 기울일 필요가 있습니다(그림 8).

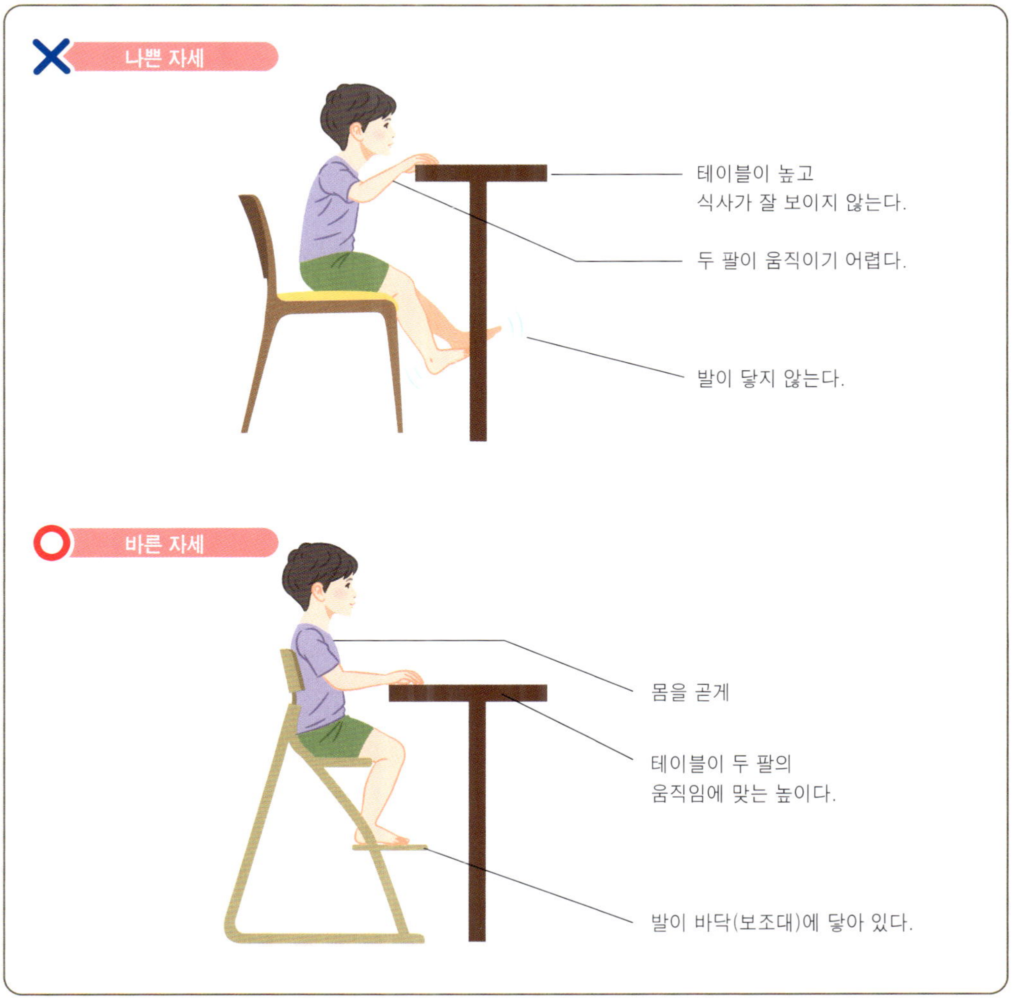

그림 8. 식사 중의 자세.

□ 테이블의 높이

테이블 높이의 목표는 수직좌위에서 상완을 몸통에서 약간 떨어뜨렸을 때 팔꿈치가 테이블에 닿을 정도입니다. 이렇게 하면 입의 정중앙으로 음식을 운반하기 쉽고 포식을 쉽게 할 수 있습니다. 두 발이 바닥이나 보조대에 확실히 닿을 수 있도록 하여 상체를 안정시킵니다.

형태에 원인이 있다고 생각되는 경우

- 치열·교합에 문제가 있다.
- 치아의 교환기에 해당한다.
- 충치가 있다.

치열에 형태적인 문제가 있으면 포식·저작·연하의 기능에 영향을 미치기 쉬워집니다. 단순히 부정교합을 검사하는 것뿐만 아니라, 관련하여 먹는 방법 등의 기능에 문제가 생기지 않았는지도 관찰하여 보호자에게 정보를 제공하는 것이 바람직합니다.

□ 치열·교합에 문제가 있다.

유치열기에 주의하고 싶은 부정교합의 예는 다음과 같습니다.

① 개교(그림 9) …… 구순폐쇄가 어렵고, 음식을 전치로 잘 먹지 못한다.

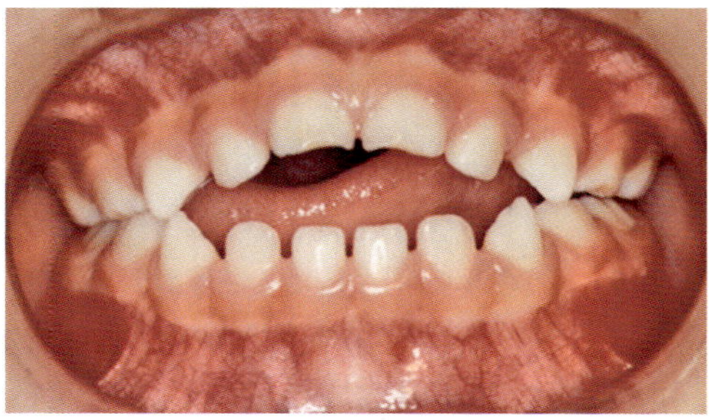

그림 9. 개교.

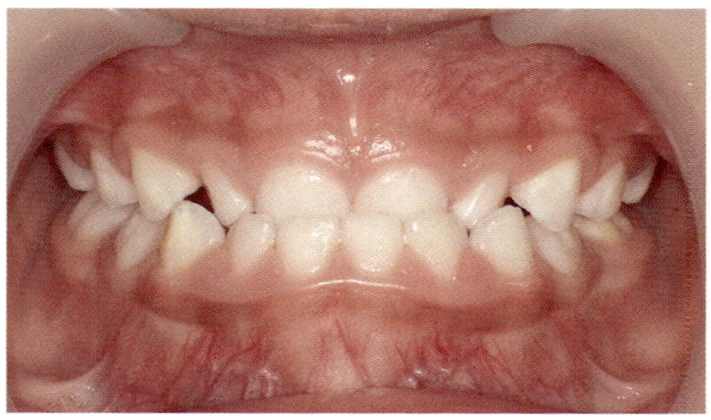

그림 10. 반대교합.

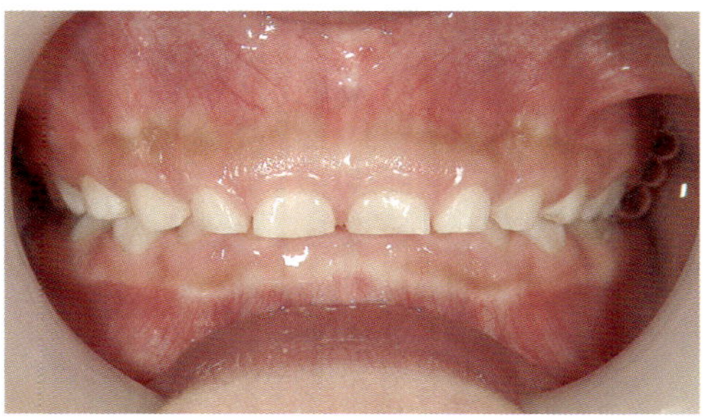

그림 11. 과개교합.

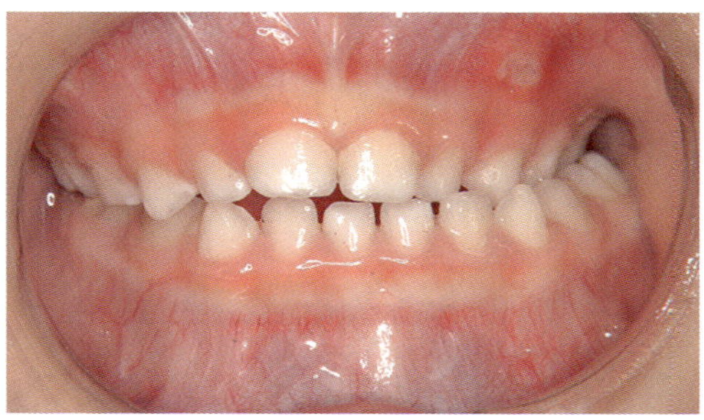

그림 12. 교차교합(좌측).

② **반대교합**(그림 10) …… 포식 및 전치로 씹어 먹는 것이 곤란하다. 혀 위치가 저위로, 하악과 혀의 협조성이 미숙하여 저작운동의 발달이 저해되기 쉽다.

③ **과개교합**(그림 11) …… 교합이 깊어 포식 및 전치로 끊어 먹는 것이 곤란하여 저작에도 영향을 준다.

④ **교차교합**(그림 12) …… 상악 치열궁 협착 때문에 상·하악 구치부의 편측 피개 관계에 문제가 생겨 편저작의 원인이 되는 경우도 있다. 저작 패턴에 좌·우 차이를 보인다.

반대교합, 개교, 교차교합 등 교합에 문제가 있는 경우에는 턱의 성장 및 먹는 기능의 발달에 영향을 주는 경우가 있습니다. 문제를 발견한 단계에서 부정교합에 대한 대응이 필요할 가능성이 있다는 것을 알려 주는 것이 좋습니다. 이때 보호자가 문제를 해결할 의향이 있다면 교정치과와 소아치과에서 상담을 권합니다. 또한 경과를 관찰하는 중에 기능적인 문제가 안착한 결과로, 취학 이후 혼합치열 조기에 부정교합을 일으키는 경우도 있기 때문에 주의하도록 합니다. 이러한 경우에는 좀 더 적극적으로 교정치과나 소아치과와의 연결이 필요하게 됩니다.

□ 치아의 교환기에 해당된다.

치아의 교환기에서 유전치, 유구치의 상실은 일반적으로 포식 및 저작의 움직임에 영향을 줍니다. 이 시기의 소아 진료 시에는 먹는 기능에 문제가 없는지 등도 관찰하여 보호자에게 정보 제공을 하는 것이 바람직합니다.

① **전치부의 교환기** …… 전치의 교환기에는 치아공극으로 혀가 나오기 쉬워집니다(그림 13). 바른 구순 및 혀의 위치를 기억하거나(그림 14, 15) 입술을 다물고 저작하는 것을 지도합니다. 영구 전치의 맹출완료 후에는 음식을 측방이 아니라(그림 16) 전치부로 입술을 다물고 베어 먹도록 지도합니다.

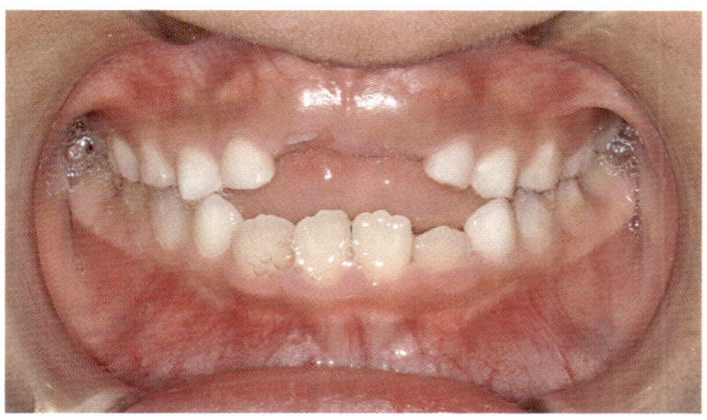

그림 13. 영구 전치의 미맹출로 혀가 돌출하기 쉽다.

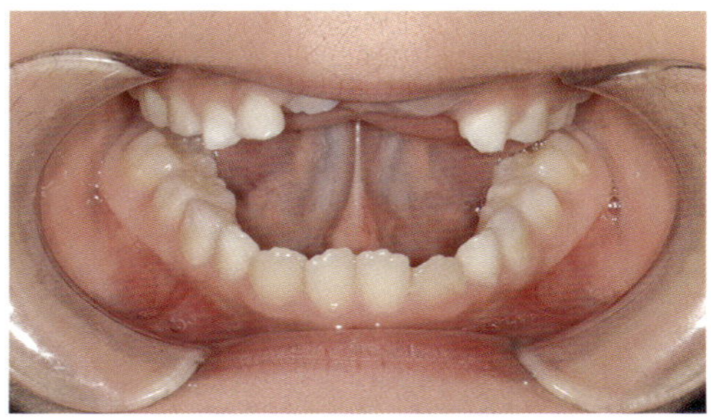

그림 14. 바른 혀의 위치를 기억하고 있는 모습.

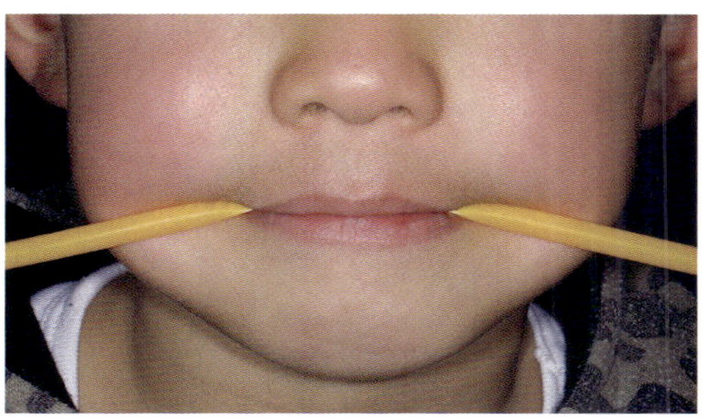

그림 15. 바른 입술과 혀 위치의 습관화 연습. 빨대를 물고 한다(포스처).

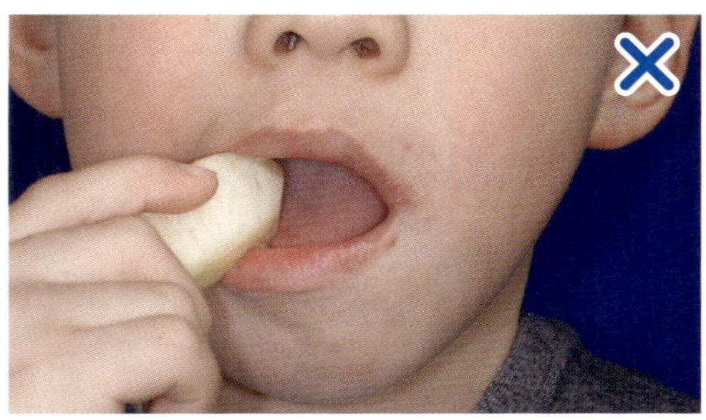

그림 16. 음식을 먹을 때 측방으로 베어 먹는 모습.

② **구치부의 교환기** …… 측방치군의 교환기에는 일시적으로 저작하기 어렵게 되어, 편저작 및 전치부에서 저작하는 습관이 생기기 쉽기 때문에 최후방 구치로 저작하도록 지도합니다. 측방치군 교환 완료 후에는 저작이 구치부에서 충분히 일어나고 있는지 확인할 필요가 있습니다.

□ 충치 문제가 있다.

통증을 동반한 중도의 충치 및 유치의 조기상실은 음식을 전치부와 구치부에서 처리할 수 없어, 포식 및 저작의 움직임에 영향을 줍니다. 충치 예방 또는 충치 치료를 한 후에 먹는 방법을 지도하는 것이 효과적입니다.

영·유아기부터 학동기는 구강내에 다양한 변화가 있기 때문에 먹기 어려운 점이 발생하기 쉬운 시기입니다. 이 시기의 소아에게는 먹는 방법의 상담이 아니더라도 아이나 보호자에게 먹기 어려운 시기라는 것을 알리고, 문제가 되는 먹는 방법이 없는지 확인하는 것이 필요합니다.

기능에 원인이 있다고 여겨지는 경우

- 구강주위근이 약해 입술을 다물 수 없다.
- 설소대 부착이상이 있다.
- 구강습관이 있다.

□ 구강주위근이 약해 저작 시에 입술을 다물 수 없다(구순폐쇄부전).

구호흡, 구순이완은 음식을 포식할 때와 저작할 때 구순폐쇄를 방해합니다(그림 17).

비인두질환과 부정교합이 있는 경우에는 적절한 대응을 하고 구강기능훈련을 할 필요가 있습니다(상세하게는 제1장 ② '호흡기능이 어려운 경우', p. 28~ 참조)

➡ 구순폐쇄부전에 대해서는 p. 20~, 제1장 ② '호흡기능이 어려운 경우' 참조

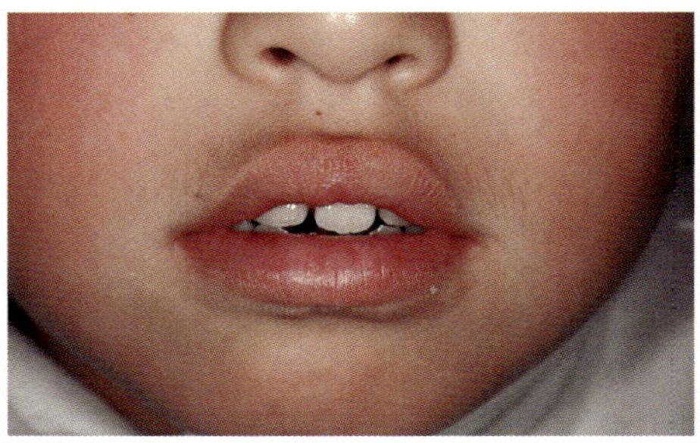

그림 17. 구순폐쇄부전의 입.

추천하는 엑서사이즈

- 립 마사지 a~d(p. 90, 91)
- 버튼 풀(p. 93)
- 풍선 불기(p. 30)

엑서사이즈의 상세는 '제4장' ② (p. 82~) 참조

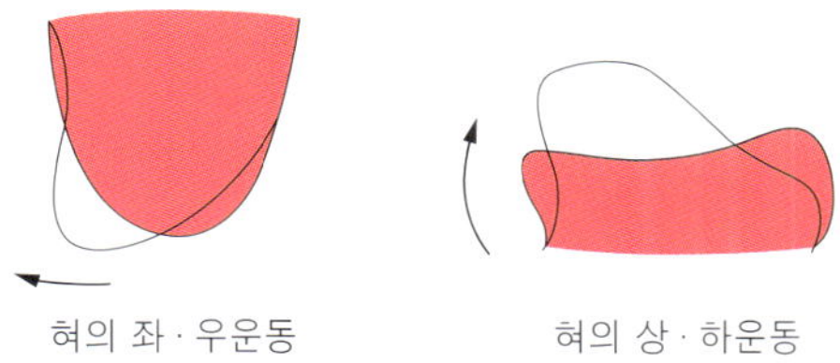

그림 18. 혀의 좌 · 우운동, 상 · 하운동.

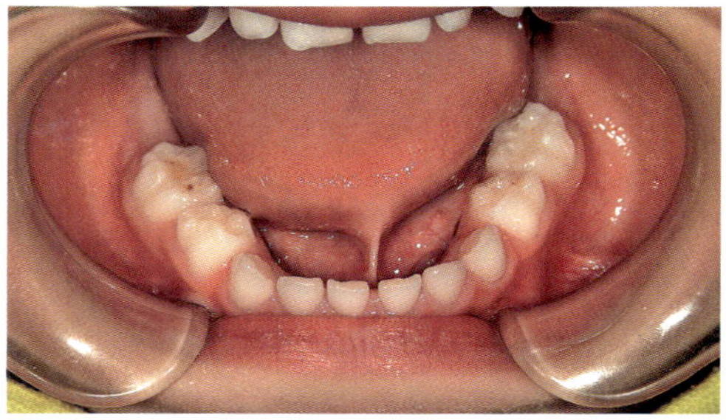

그림 19. 설소대 부착이상이 보인다.

□ 설소대 부착이상이 있다.

설소대가 짧기 때문에 혀가 좌·우, 상·하로 운동하는 것을 방해합니다(그림 18). 따라서 저작 시에 구치부로 음식을 보내는 것을 충분히 할 수 없고, 연하 시에도 혀를 구개에 압착시킬 수 없어 바르게 삼키는 것을 잘 못하게 됩니다(그림 19).

혀의 운동장애와 발음 오류가 보이는 경우에는 설소대절제술을 검토하는 경우도 있습니다.

➡ 설소대 부착이상에 대한 대응에 대해서는 p. 42~, p. 46~ 참조

□ 구강습관이 있다.

손가락빨기(그림 20), 혀 내미는 습관, 입술을 깨무는 습관, 입술을 빠는 습관(그림 21), 손톱이나 이불을 깨무는 등의 구강습관도 구강기능에 영향을 줄 수 있습니다.

심리적인 면을 고려하여 구강습관을 그만하도록 지원하는 것이 바람직합니다.

➡ 대표적인 구강습관에 대해서는 p. 53~ 참조
➡ 손가락 빠는 것을 그만두도록 지원하는 것에 대해서는 p. 98, 제5장, Q1 참조

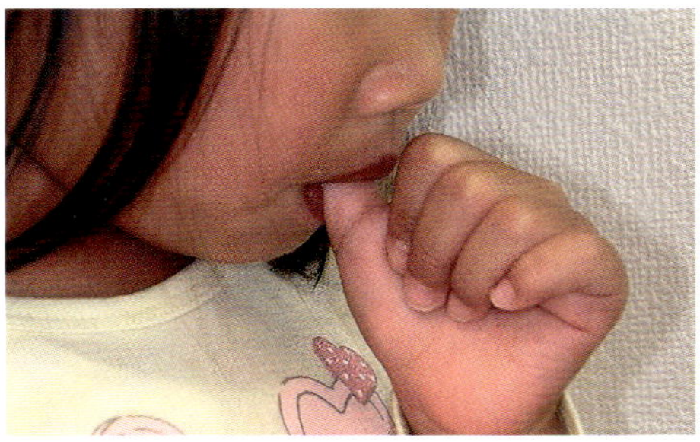

그림 20. 손가락빨기.

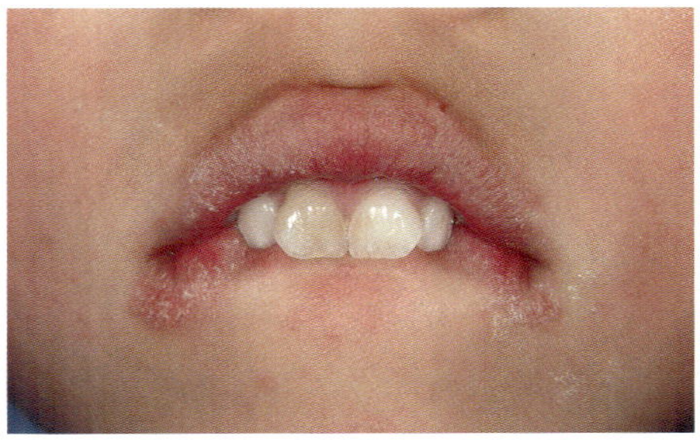

그림 21. 입술 깨무는 습관, 입술 빠는 습관.

구순폐쇄부전, 설소대 부착이상, 구강습관 등의 기능적이 문제를 보이는 소아에 대해서는 먹는 방법 지도를 위해 내원하는 것이 아니더라도 확인할 필요가 있습니다.

먹는 방법이 좋지 않은 어린이에게 권하고 싶은 '원 포인트 MFT'

● 포식: 입술을 다물고 잘 씹는 움직임을 (저작) 하도록 지도

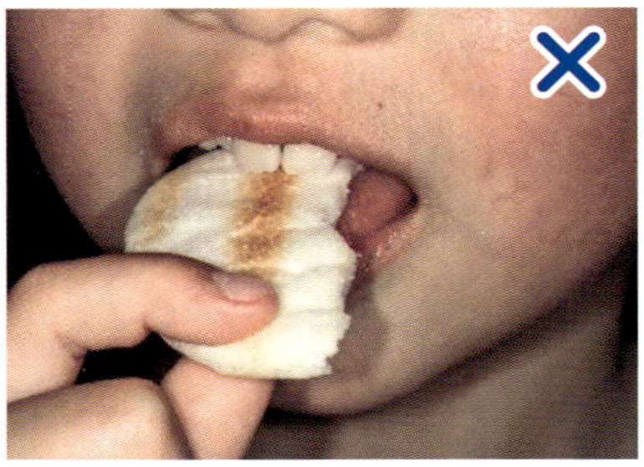

그림 22. 입술을 벌린 채로 전치로 베어 먹고 있다.

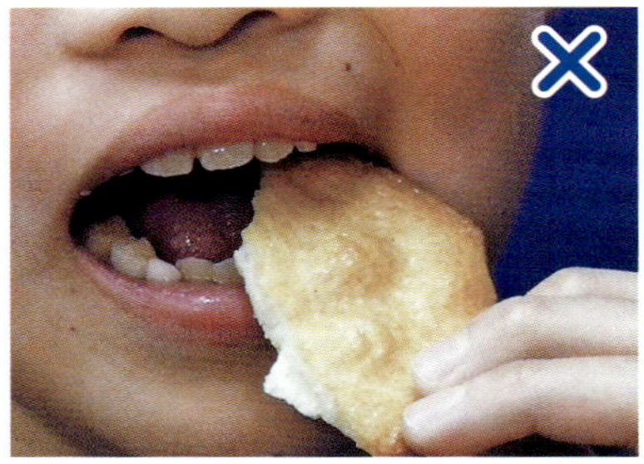

그림 23. 크게 입을 벌린 채 어금니 쪽으로 집어넣는 것처럼 먹고 있다.

포식의 지도

① 포식 시 입술의 폐쇄 타이밍이 나쁘기 때문에 음식을 흘리고 있다(입술을 벌린 채 포식하고 있다, 그림 22).

➡ 입술을 폐쇄하고 음식을 구강의 전방부(입술, 전치)를 사용하여 베어 먹도록 지도한다(그림 24).

② 크게 입을 벌리고 음식을 어금니 쪽으로 집어넣는 것처럼 먹고 있다(그림 23).

➡ 구치부로 포식하면 턱 운동이 너무 커지기 때문에 전치와 입술 감각에 의해 한입 넣는 양을 조절한다.

③ 한입 넣는 양이 많다.

➡ 한입으로 먹을 수 있는 적절한 양을 기억하도록 지도한다.

- 전치를 사용하여 잘 베어 먹지 못하고 한입 양을 잘 모르기 때문에, 결과적으로 많은 양의 음식을 입에 넣어버리는 경우에는 ①, ②와 같이 손으로 음식을 집어 전치를 사용하여 한 입씩 베어 보는 연습을 합니다(그림 25). 이때 음식은 입술의 좌·우 구각 사이의 폭보다 작은 것이 적합합니다.

④ 스푼, 포크도 잘 사용할 수 없는데 젓가락을 사용하고 있어 입을 벌린 채로 먹고 있다(결국 주위를 지저분하게 한다).

- 음식을 구강내로 넣는 위치가 혀의 안쪽이 되기 때문에 (포크 등으로 음식을 입안으로 넣고 있다) 씹지 않고 그대로

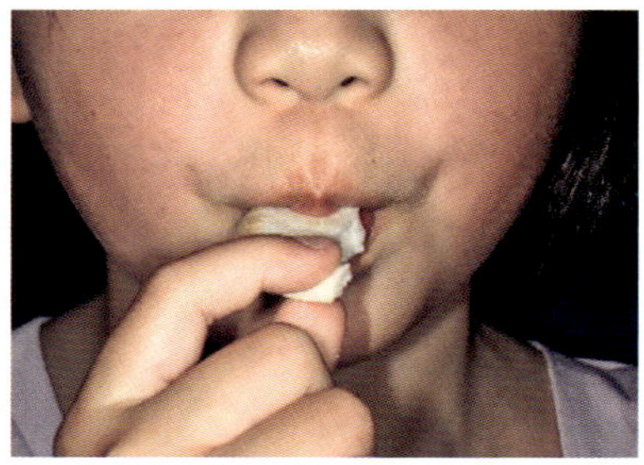

그림 24. 구강의 전방부로 베어 먹도록 지도한다.

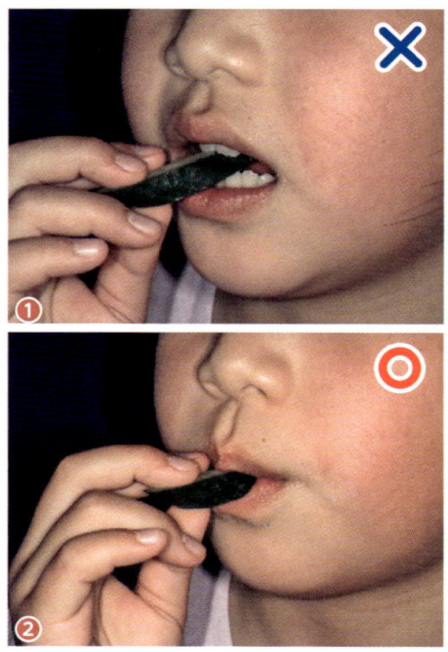

그림 25. 베어먹는 연습. ① 구순이 폐쇄되어 있지 않다. ② 구순이 폐쇄되어 있다.

삼키는 경우에도 손으로 잡고 먹는 연습부터 시작합니다.

- 편평한 스푼의 전방부로 소프트푸드(요플레, 푸딩 등)를 하순부에 두고, 상순으로 포식할 수 있도록 지도합니다(그림 26).

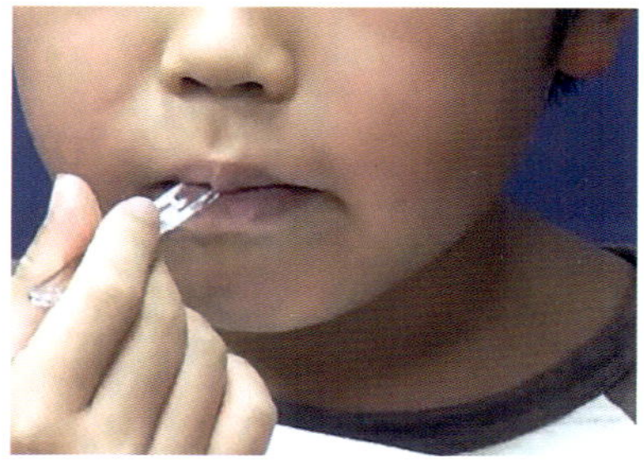

그림 26. 상순으로 소프트푸드의 포식 연습.

추천되는 엑서사이즈

- **포식 시 구순폐쇄 훈련**
  - 립 마사지 a~d(p. 90, 91)
  - 버튼 풀(p. 93)

엑서사이즈에 대한 설명은 제4장 ② (p. 82~) 참조

저작: 입술을 다물고, 구치부로 저작하기 위한 지도

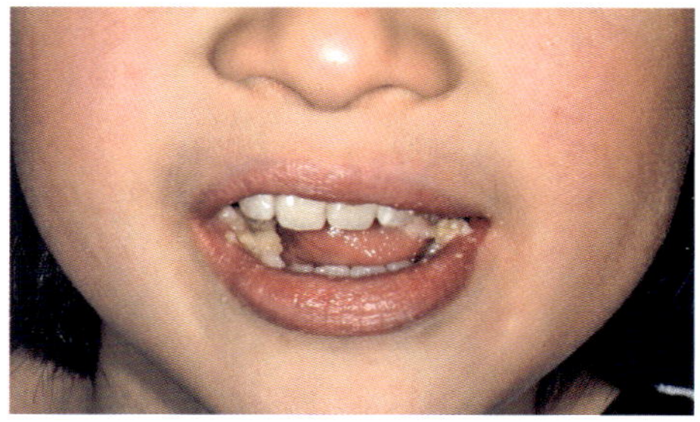

그림 27. 입을 크게 벌리고 저작하고 있다.

저작 지도

입술이 좌·우대칭으로 움직이고 저작운동이 충분히 습득되지 않았다.

➡ 전방부에서 포식한 음식을 우선 구치로 유지하여 저작하면서 음식을 처리할 수 있도록 합니다.

- 음식을 혀로 구치부까지 이동시키기 위해 혀의 측방 운동, 상·하악의 움직임, 음식이 구치에서 협측으로 빠져나오지 않도록 뺨과 입술이 협조하여 움직이는 등을 습득하기 위해 구강주위근의 트레이닝이 필요합니다.
- 부드러운 것부터 조금씩 단계를 올려, 최종적으로는 채소류, 고기 등 섬유가 많은 음식을 갈아서 으깰 수 있도록 지도합니다.

Point

처음부터 딱딱한 음식 및 섬유가 많은 음식을 씹도록 하는 지도는 반대로 처리할 수 없는 음식을 그대로 삼키기 쉽게 할 수 있기 때문에 되도록 피하는 것이 좋습니다.

추천 엑서사이즈

- **저작훈련**
  - 바이트(p. 88)
  - 껌 트레이닝(그림 18, p. 88)

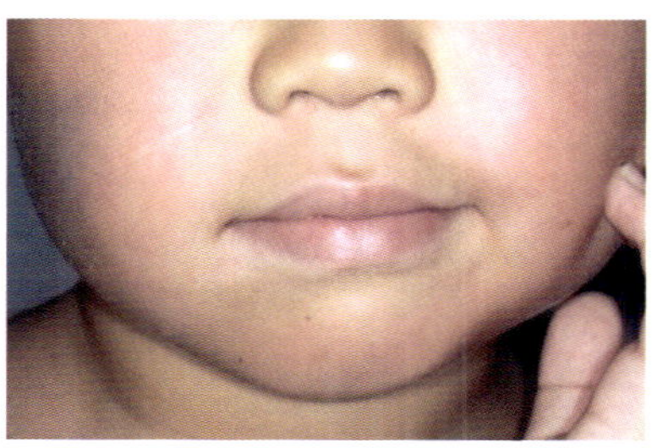

엑서사이즈에 대한 설명은 제4장 ② (p. 82~) 참조

그림 28. **껌 트레이닝.** 껌을 좌측 구치부로 유지하여 손으로 교근을 만지면서 씹고 있는 모습. 건포도를 사용해도 좋다.

● 연하: 입술을 다물고, 구치부로 씹어, 혀를 구개에 거상하여 삼키도록 지도

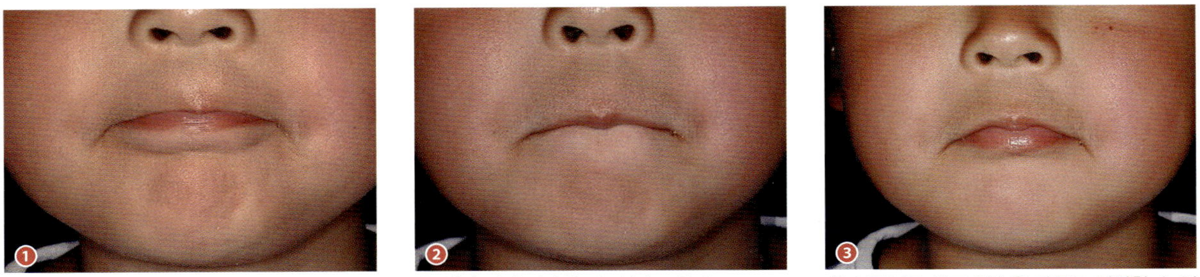

① 연하 시에 이부가 긴장하고 있다.

② 연하 시에 하순을 말아 넣고 있다.

③ 어금니로 씹고 입술을 다물고 연하할 수 있도록 지도한다.

그림 29. **연하 시 이부의 긴장.**

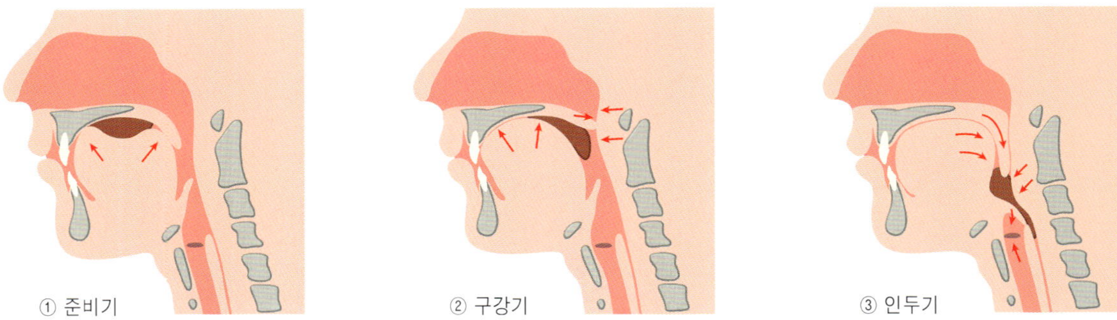

그림 30. **연하에서 혀 거상의 역할**(아베, 2014.에서 인용)[1]. 준비기에서는 연구개가 내려가고, 뺨과 혀의 움직임에 의해 식괴가 형성된다. 구강기에서는 설첨이 절치 유두부에 접하고, 혀의 상면에 보유된 식괴가 혀 거상에 의해 전방에서 후방으로 보내지면서 넘어간다. 인두기에서는 설근이 연구개에 붙으면서 식괴가 하방으로 넘어간다. 식괴 형성과 연하를 위해 혀 거상이 매우 중요하다.

연하 지도

입술을 벌린 채 저작하고 있어 식괴를 형성할 수 없다. 연하 후에도 음식이 남는다.

연하 시에 이부가 긴장한다.

➡ **음식을 부드럽게 연하하기 위해서는 음식을 저작하고 으깨서 타액과 섞어 설배에 식괴를 모으는 것이 필요**

➡ **식괴를 모은 후 설배를 구개에 거상시켜 식괴를 후방으로 이송하면서 연하**

- 입술을 벌린 채로 저작하게 되면 식괴를 모을 수 없기 때문에 입술을 다물고 저작하도록 지도합니다.
- 구개로 혀 거상력을 강화하는 것도 연하 연습 시에 중요합니다. 연하 후에 혀나 구개 표면에 음식이 남는 양을 확인하는 것으로 혀의 전방부, 중앙부, 측방부, 후방부 등 혀의 어느 부분의 강화가 필요한지 확인하면서 지도합니다.

Point

식사 중 수분으로 식괴를 흘려보내지 않기 위해서는 식사 중 수분은 고형물의 연하가 완료된 후에 마시도록 지도합니다!

추천 엑서사이즈

● **혀 거상 훈련**

- 포핑(p. 86)
- 오픈 앤 클로즈(p. 87)

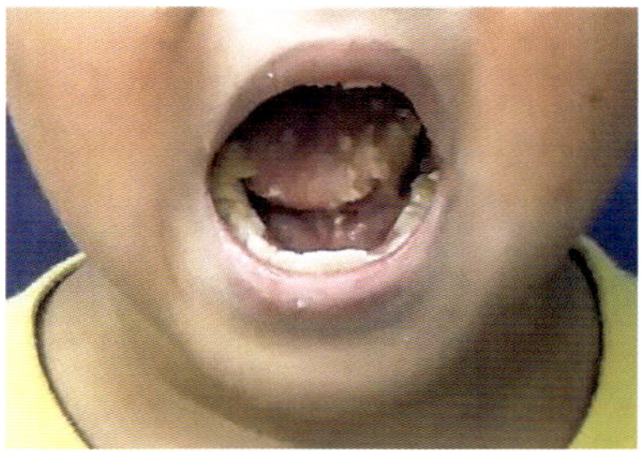

그림 31. 식괴를 모을 수 없고, 연하 후에도 음식이 남는다.

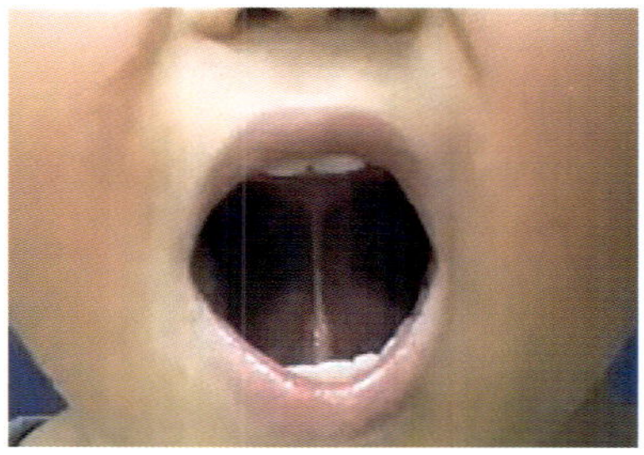

그림 32. 혀 전체를 구개에 거상시켜 연하 훈련을 한다.

엑서사이즈에 대한 설명은 제4장 ② (p. 82~) 참조

먹는 기능이 어려운 경우—마무리

입술을 다물고 구치부로 잘 저작하여 연하하는, 바르게 먹는 방법의 습관이 몸에 익숙해지는 것은 발달기 어린이의 구강근기능의 조화를 가져옵니다. 영·유아기 구강 영역의 발육은 현저하며, 발달에는 개인차가 있습니다. 치과 의료인은 포유기, 이유식기, 유아식기의 섭식·연하 기능의 획득·발달·숙달의 과정을 숙지하고, 어느 단계의 기능이 습득되지 않았는지를 확인하여 각각의 아이에게 맞춘 구강기능 발달을 돕는 지원이 필요합니다. 또한 보호자와 함께 아이의 성장을 확인하여 먹는 기능에 대해 흥미를 가질 수 있는 어프로치를 계속하는 것이 중요합니다.

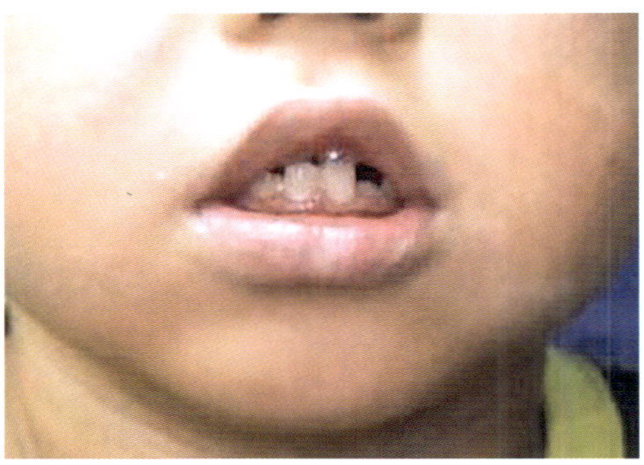

① 지도 전. 상순이 이완되고 혀 돌출이 보이며, 하악이 전방위에 있기 때문에 입을 벌린 채 전방부에서 음식을 씹고 있다.

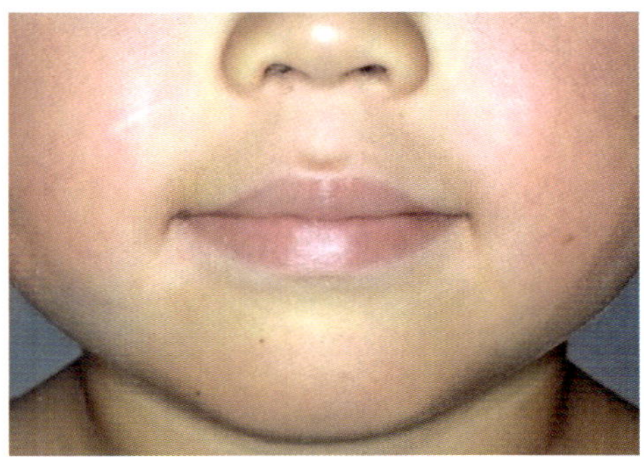

② 지도 후(1년 후). 입술을 잘 다물고 있다. 구치부 저작이 습관화되어 입매가 차분해졌다.

그림 33. **7세 남아.** 입을 벌리고 짭짭 소리를 내며 먹는 것을 주소로 내원하여 MFT(립 마사지, 버튼 풀, 포핑, 오픈 앤 클로즈, 포스처, 껌 트레이닝 등)와 먹는 방법을 지도하였다.

2 호흡기능이 어려운 경우

입을 늘 벌리고 있다.

- 언제나 입을 벌리고 있다.
- 입으로 호흡하고 있다.
- 입술이 거칠거칠하다.

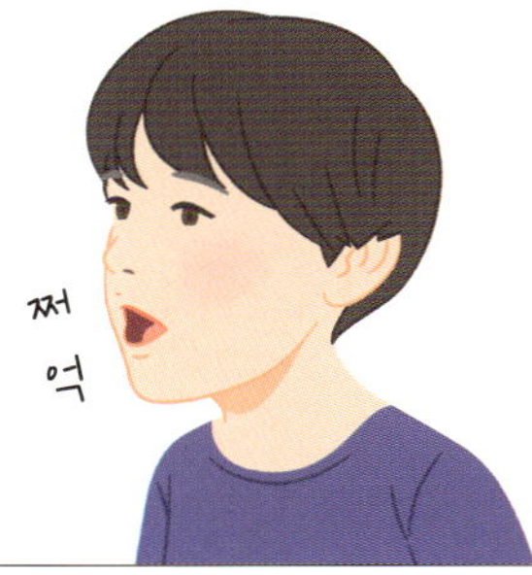

Yamaguchi Hideharu (야마구치치과·교정치과), Terada Norie (긴자나미키도리 사유미교정치과덴탈클리닉 81),
Sato Kaori (쇼와대학 치과병원 치과위생실)

호흡기능이 어려운 경우와 대응 차트

비인두질환

- 비인두질환에 의해 비호흡이 어렵다.
[알레르기성 비염, 인두편도비대(아데노이드), 구개편도 비대]

→ **대응** ➡ p. 28 참조

- 코막힘 확인
- 이비인후과 소개

형태적인 문제

- 부정교합에 의한 구순폐쇄가 어렵다.
(상악전돌, 하악전돌, 개교, 상 · 하악전돌 등)

→ **대응** ➡ p. 28~ 참조

- 교정치료에 의해 형태 개선을 고려한 술전, 술중의 MFT

기능적인 문제

- 구강주위근(주로 구륜근)의 근력이 약하고 입을 다물고 있을 수 없다.

→ **대응** ➡ p. 29~ 참조

- 구강주위근 강화를 위한 엑서사이즈(MFT)

'늘 입을 벌리고 있다'의 무엇이 문제가 될까?

치과의원에 내원하는 소아의 보호자가 걱정하는 것 중에 놀고 있을 때 '늘 입을 벌리고 있다'라는 것이 있습니다. 니가타대학의 연구팀은 일본 어린이의 약 30%가 입을 벌리고 있는 구순폐쇄부전 증상이 보인다고 발표하였습니다(그림 1)[1)]. 이것은 성인에게서도 많이 보이기 때문에 자연치료가 어려운 현대병의 하나라고 여겨집니다.

인간은 호흡을 통한 폐 기능에 의해 산소를 들이마심으로써 활동할 수 있는 에너지를 만들며, 안정 시에는 비호흡을 합니다. 또한 신생아는 코로 호흡하면서 입으로 모유나 분유를 섭취할 수 있습니다. 비호흡 시에는 비강점막의 필터에 의한 역할이 있어 체외에서 들어간 공기에 포함된 세균, 바이러스, 화분, 먼지 등의 불순물을 제거하여 체외로 배출할 수 있습니다. 또한 에어컨처럼 작동하여 외기의 차갑고 건조한 환경에서도 들이마신 공기는 코안에서 가습·가온되어 폐에 들어갈 때에는 신체에 맞는 상태가 됩니다. 그러나 신형 코로나바이러스 감염증 유행 이후, 감염예방대책으로 소아도 마스크를 많이 하여 비호흡이 어려워 구호흡을 하는 경우가 보고되고 있습니다.

구호흡이 되면 코를 통한 필터 및 에어컨 기능 없이 직접 공기가 폐로 들어가기 때문에 세균이나 바이러스에 감염될 위험이 높아집니다. 특히 취침 중 구호흡은 장시간 입을 벌린 채로 있기 때문에 구강내가 건조하고 태액이 줄어들게 됨으로써 자정작용이 저하되어 일어났을 때 목이 아프거나, 입술이 말라 있거나, 구취가 나는 등의 증상을 자각하는 경우도 있습니다. 또한 소아의 구순폐쇄부전은 구강 형태나 악안면 성장발육에 큰 영향을 미칠 가능성이 있기 때문에, 전신의 건강상태와도 관련성이 지적되고 있어 조기 대응이 필요합니다.

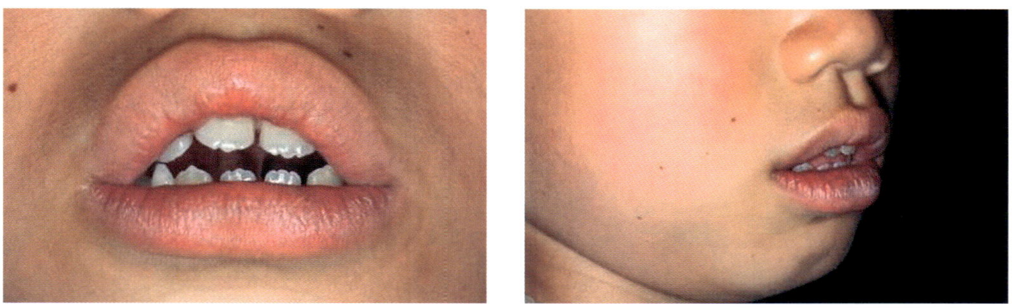

그림 1. **구순폐쇄부전(8세 4개월, 남아).** 안정 시에도 늘 입을 벌리고 있다. 취침 시에도 입이 벌어지는 경우가 많다.

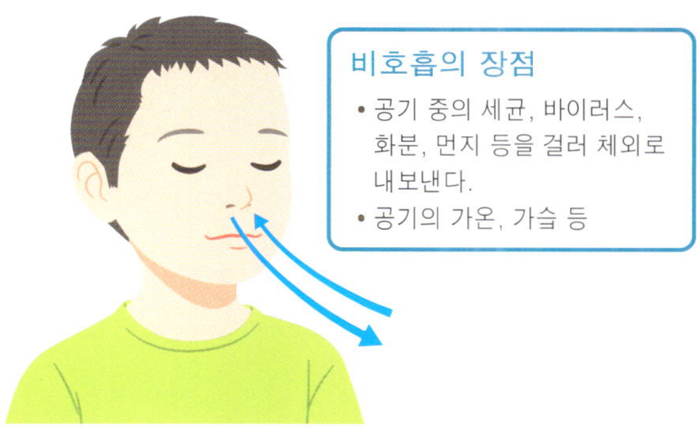
비호흡의 장점
• 공기 중의 세균, 바이러스, 화분, 먼지 등을 걸러 체외로 내보낸다.
• 공기의 가온, 가습 등

'늘 입을 벌리는' 원인

늘 입을 벌리는 구순폐쇄부전의 원인은 ① **비인두질환에 의한 경우**, ② **형태적인 문제(부정교합)에 의한 경우**, ③ **구강주위근의 협력에 문제가 있는 경우**, ④ **습관적 구호흡을 지속하는 경우** 등을 들 수 있습니다. 이 때문에 비인두질환의 유·무, 치열, 골격 형태의 상태, 구강주위근의 상태를 관찰하여 구순폐쇄부전의 원인이 무엇인지 확인할 필요가 있습니다.

표. 구순폐쇄부전(늘 입을 벌리는)의 원인

비인두질환에 의한 경우 ➡ 평가방법은 p. 24~, 대응은 p. 28 참조 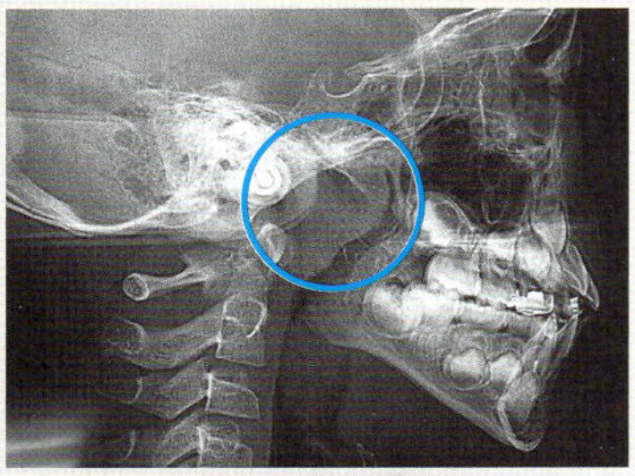 인두편도비대	◆구개편도비대, 인두편도비대(아데노이드) ◆부비동염, 만성비염, 알레르기성 비염, 화분증 등에 의한 코막힘
형태적인 문제(부정교합)에 의한 경우 ➡ 대응은 p. 28~ 참조 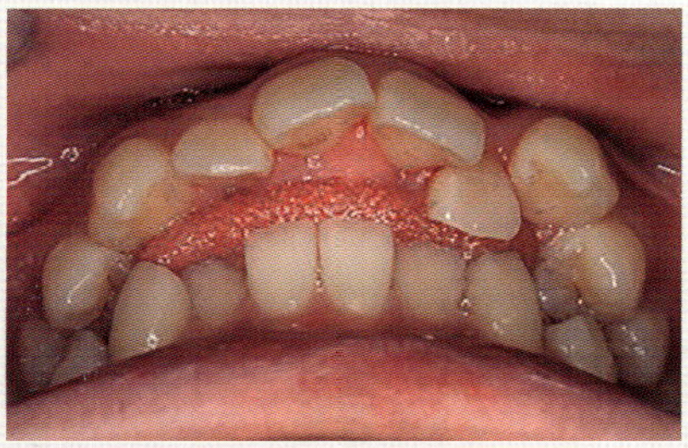	◆상악전돌 ◆하악전돌 ◆상 · 하악전돌 ◆전치부 개교
구강주위근의 협력에 문제가 있는 경우 ➡ 평가방법은 p. 24~, 대응은 p. 29~ 참조 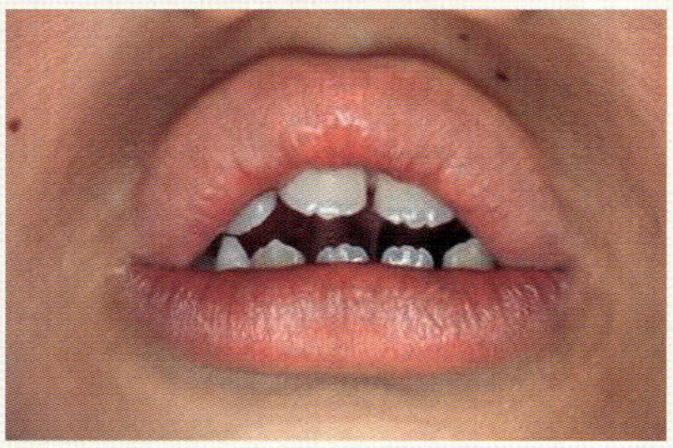	◆상순이 단단하고 잘 늘어나지 않는다. 상순소대가 짧다. ◆구순폐쇄 하는 힘이 약하다. ◆상순이 들려 있다. ◆저위설을 보인다.
습관적 구호흡을 지속하고 있는 경우	◆낮이나 취침 중에도 늘 입을 벌리고 있다.

호흡기능이 어려운 경우, 무엇을 관찰하고 평가할까?

문진으로 확인할 사항

'늘 입을 벌리고 있는' 어린이가 내원하면 진료 중에 이하의 사항을 확인합니다.

문진으로 Check

□ **알레르기 질환, 비인두질환 등이 없는지**

➡ 비인두질환이 원인이라고 여겨지는 경우의 대응은 p. 28 참조

□ **코 및 목의 질환, 알레르기 질환이 없는지(보호자에게 문진)**

➡ 우선은 비인두질환 및 알레르기 질환은 없는지 확인합니다.

문진표의 내용에 이러한 질환의 유·무나 '항상 입을 벌리고 호흡하고 있지 않습니까', '코가 자주 막힙니까' 등의 설문을 준비하여 보호자에게 문진하도록 합니다. 문진 시에 '언제나 입을 벌리고 호흡하고 있다'의 질문에는 체크하지 않고, '코가 자주 막힌다'에만 체크가 있는 경우도 있습니다. 구호흡을 인식·자각하지 못하는 경우도 있기 때문에 검진 시에 재확인하는 것이 중요합니다. 비인두질환, 인두편도비대(아데노이드), 구개편도비대(그림 2), 알레르기성 비염을 보이는 경우에는 이비인후과나 알레르기과의 진료 유·무도 확인하고, 필요하면 진료를 추천합니다(그림 3).

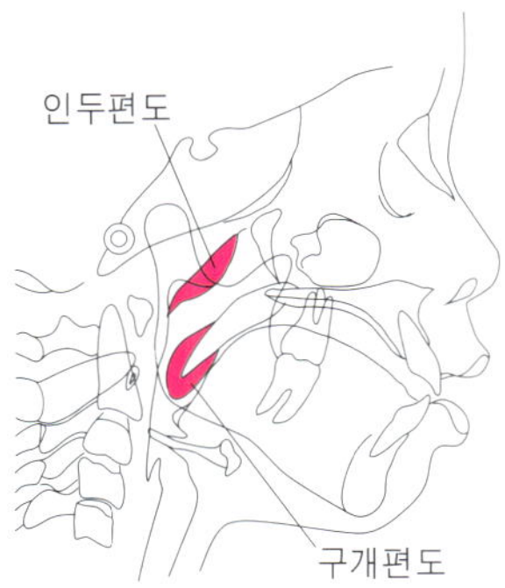

그림 2. 인두편도와 구개편도.

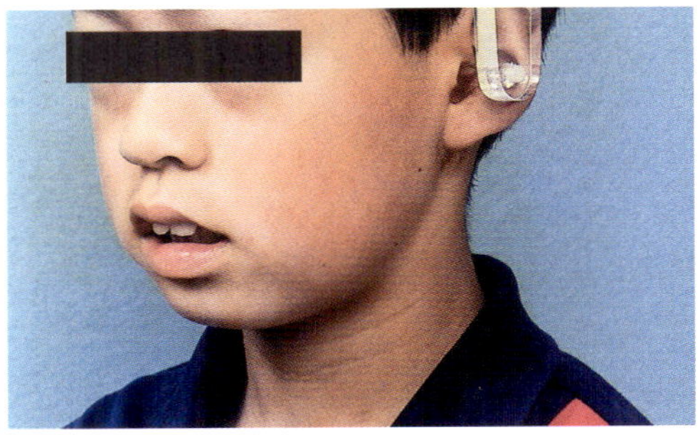

그림 3. 8세 남아. 구순폐쇄부전에 의해 '늘 입을 벌리는' 상태이며, 눈 밑에 다크서클이 보인다. 의학적으로 아데노이드 안모로 표현된다.

Point

할 수 있으면 해보자! 코막힘 확인

거울이나 티슈페이퍼 등 가까운 곳에 있는 물건으로 코막힘을 확인할 수 있습니다.

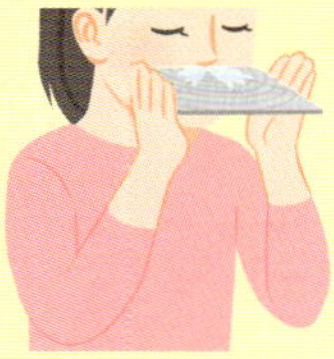

① 코 밑에 비식경을 둔다. 비강에서 호기에 의해 김이 서리는 정도에 따라 코막힘을 확인한다.

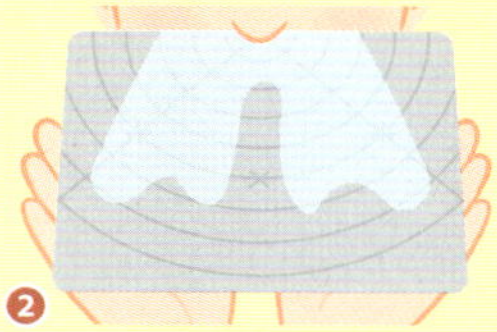

② 좌 · 우가 통하고 있다(좌우에서 호기에 의해 거울이 흐려진다).

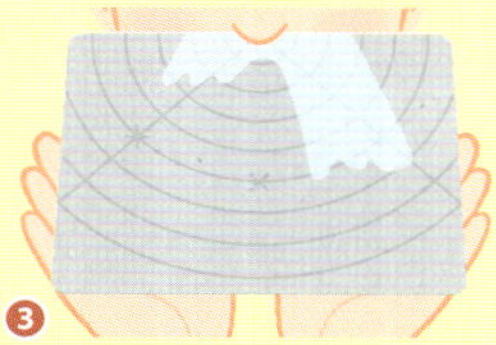

③ 한쪽만 코가 뚫려 있다.

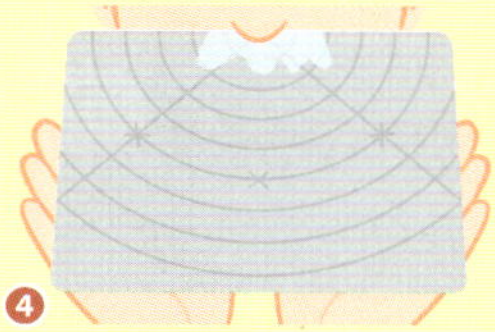

④ 거의 뚫려있지 않다.

그림 4. **비식경에 의한 확인(간이적인 방법으로 손거울도 사용할 수 있다).**

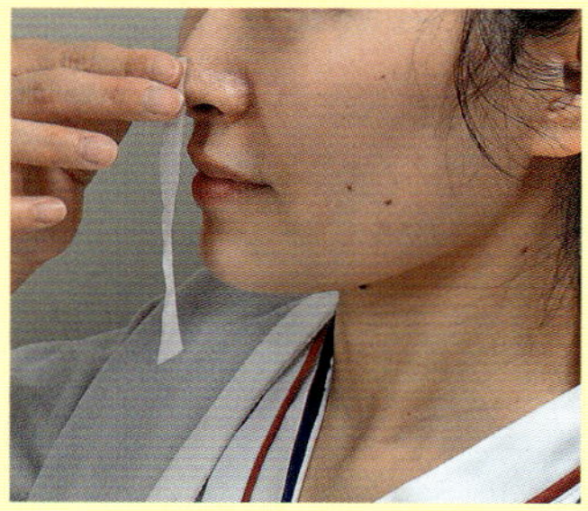

그림 5. **티슈페이퍼로 확인.** 코 위나 윗입술에 티슈페이퍼를 가늘게 잘라 서지컬 테이프 등으로 붙이고, 움직임을 보고 확인한다.

구강내나 구강 주위에서 확인할 사항

관찰로 Check

- □ 가글 방법, 컵 사용법이 올바른지
- □ **부정교합이 없는지** ➡ 부정교합에 원인이 있다고 생각되는 경우의 대응은 p. 28~ 참조
- □ **구강주위근의 근력이 약하지 않은지** ➡ 구강주위근의 부조화를 개선하기 위한 엑서사이즈는 p. 30~ 참조
  - 이부의 긴장이 없는지
  - 입술이 마르지 않았는지
  - 전치부 착색, 설태 부착이 없는지
  - 저위설이 아닌지
  - 상순이 잘 늘어나지 않는지, 들려 있지 않은지, 상순소대가 늘어나기 어려운지 또는 짧지 않은지

□ **가글 방법, 컵 사용법이 올바른지**

➡ 가글 양상과 컵의 사용법을 관찰합니다.

가글을 할 때에 치아에 컵이 닿고, 뺨에 물이 너무 많이 들어가 있는 경우에는 입술과 혀가 바르게 기능할 수 없습니다(그림 6). 또한 입술을 다물지 않으면, 입안에 물을 모아 둘 수가 없어 와글와글 양치(그림 7)를 잘 할 수 없게 됩니다. 와글와글하는 힘이 약하면 뺨을 제대로 움직일 수 없는 경우도 있기 때문에, 가글하는 모습을 잘 관찰합니다.

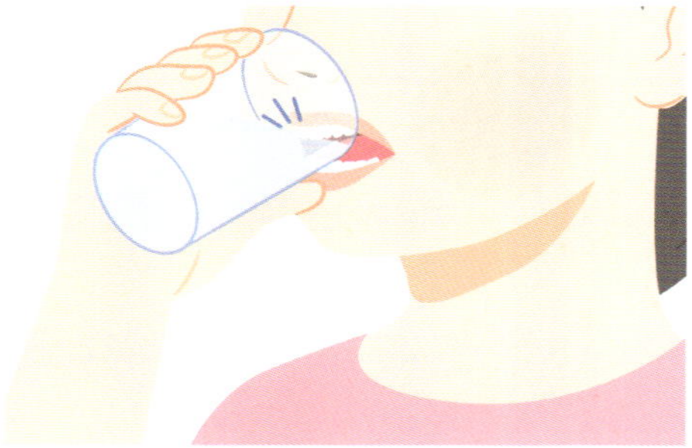

그림 6. **컵 사용법의 관찰.** 치아에 컵이 닿아 있고 물을 입안에 너무 많이 머금고 있다.

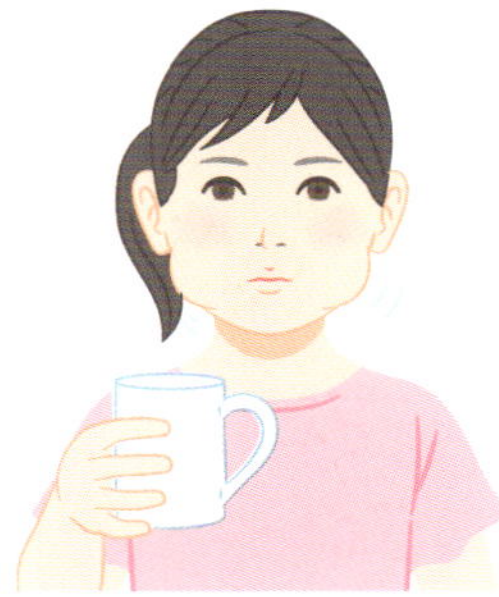

그림 7. **와글와글 가글의 관찰.** 뺨을 제대로 움직이고 있는지 관찰한다.

□ 구순폐쇄부전의 원인이 되는 부정교합이 없는지

상악전돌(그림 8), 하악전돌, 상·하악전돌, 전치부 개교 등 부정교합은 구순폐쇄부전의 원인이 됩니다. 중심교합위 상태를 확인하고 수평피개(overjet)·수직피개(overbite)의 크기, 상·하 정중선 상태, 교합상태 등을 검사합니다.

➡ 부정교합이 있는 경우의 대응은 p. 28~ 참조

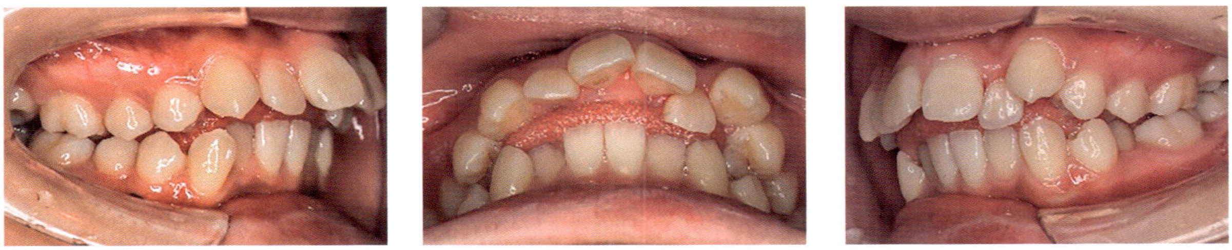

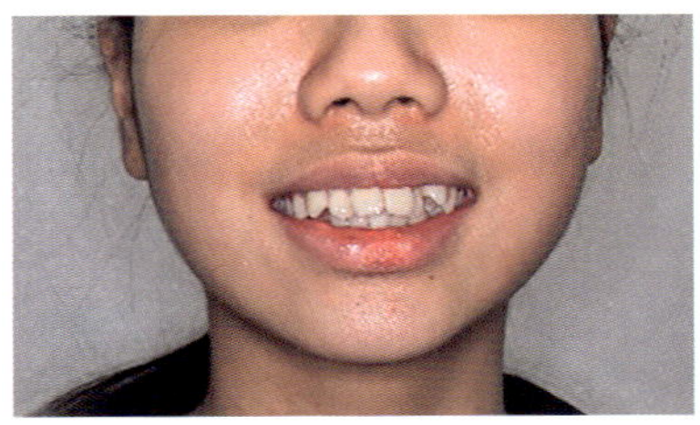

그림 8. 상악전돌로 구순폐쇄가 잘 되지 않는다.

□ 구순폐쇄 시에 이부근의 긴장이 없는지

➡ 입술을 다물 때 이부가 긴장되어 주름이 보인다.

구강주위근의 움직임을 통해 알 수 있는 구호흡의 사인에도 착목합니다. 부정교합이나 구강주위근의 불균형에 의해 입술을 다물면 이부에 매실장아찌 같은 주름이 보이는 경우(그림 9), 무의식중에는 자연스럽게 입이 벌어지게 되고, 그 결과 구호흡이 되어버리는 경우가 있습니다. 이러한 경우에는 상순이 들리면서 짧고 구순폐쇄력이 약한 '숏 립'이라 불리는 상태가 보이는 경우도 있습니다(p. 29, 그림 24).

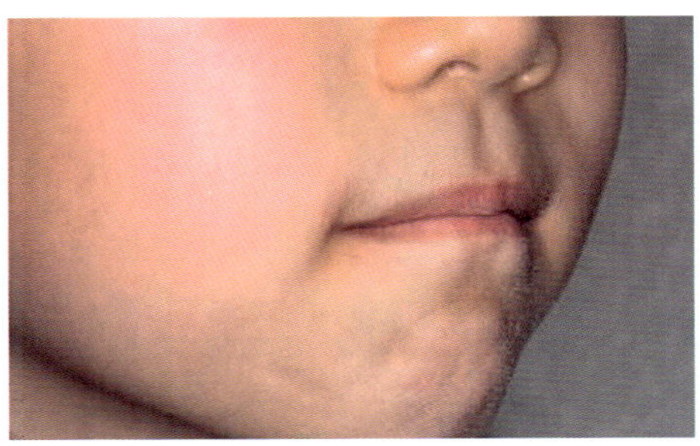

그림 9. 이부근의 긴장.

□ 입술이 거칠어지지는 않았는지

구호흡을 함으로써 건조한 공기가 입술 사이를 지나게 되어, 그 결과 입술이 마르고 거칠어집니다(그림 10). 본인은 마르는 것이 신경 쓰여 입술을 혀로 핥아버리는 경우가 많아지고, 핥으면 마르고, 마르면 핥는 악순환이 일어납니다. 또한 입술이 마르면, 다음으로 입술을 강하게 빠는 습관이 일련의 움직임으로 일어나는 경우가 있습니다(그림 11~14). 입술이 거칠어져 있는 경우에는 입술을 빨지 않도록, 입술을 말아 넣는 경우에는 입술을 말아 넣지 않도록 합니다.

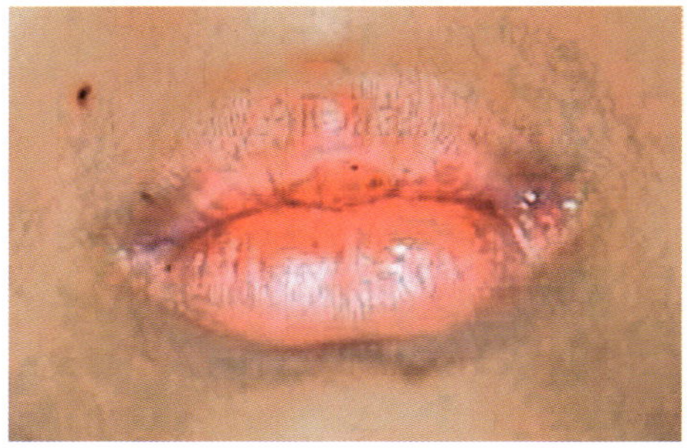

그림 10. **입술이 거칠어짐.**

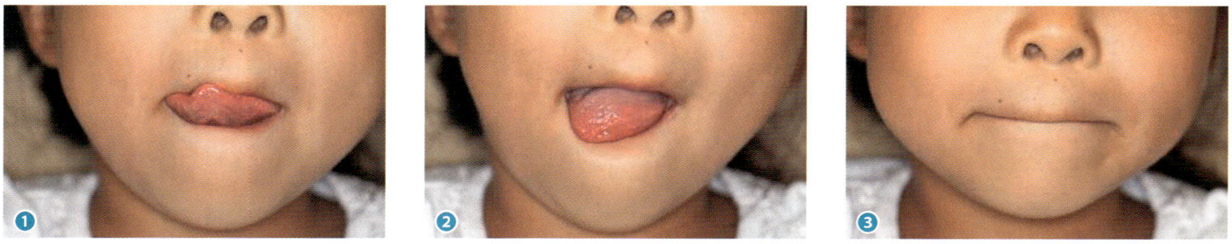

그림 11. **입술을 빠는 습관(7세 8개월, 여아).** 입술이 말라서 상 · 하순을 빠는 습관이 있다(①, ②). 또한 상 · 하 구순을 구강내로 강하게 빠는 흡순벽을 보인다(③).

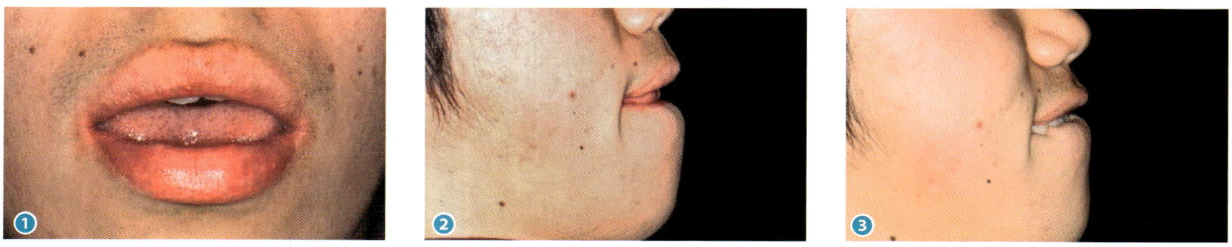

그림 12. **혀로 장난치는 습관, 입술 깨무는 습관과 부정교합의 관계.** 구순폐쇄부전이 있고 저위설로 말을 할 때 하순을 핥고(①, ②), 상악 전치로 하순을 깨물고 있다(③). 이렇게 혀로 장난치는 습관이나 입술 깨무는 습관에 의해 부정교합을 초래할 수 있으므로 주의하여 검진한다.

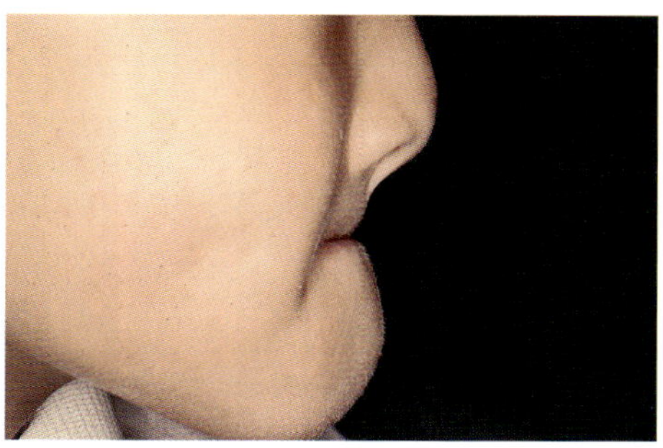

그림 13. **입술 빠는 습관.** 상하구순을 구강내로 강하게 빠는 흡순벽은 이부를 전방으로 내미는 것으로 반대교합이 되는 경우가 있다.

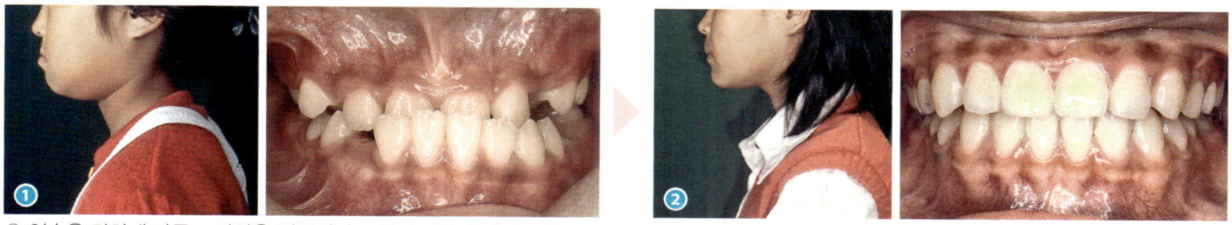

① 입술을 강하게 다물고 하악을 전돌시키고 있기 때문에 반대교합이 된 증례. 기능적 교정장치로 치료 후 MFT를 지도하였다.

② 치료 후 안모는 스트레이트 타입이 되어 균형 있는 상태가 되었다. 구순폐쇄는 안모에 강한 영향을 준다.

그림 14. 입술 빠는 습관과 입술 깨무는 습관을 동반한 반대교합.

□ 입술 라인에 따라 전치부 착색이 없는지

찻잔에 차에 의한 착색이 생기는 것처럼 구호흡을 하면서 시간이 지나면 전치부 치면의 건조한 부분에 착색이 보이게 됩니다(그림 15).

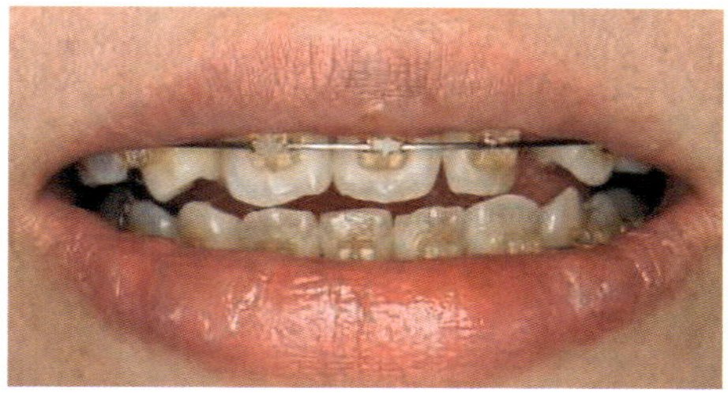

그림 15. 입술 라인을 따라 하악 전치부에 착색이 보인다.

□ 혀 전체에 설태가 있는지

구호흡은 이차적으로 구강건조를 일으킵니다. 타액에 의한 자정작용이 저하되고, 혀는 하악 치열궁을 따라 이완된 상태로 저위에 위치하기 때문에 혀 거상이 되지 않습니다. 따라서 혀의 측연을 따라 치아 형태가 남아 있거나 설태가 부착되어 구취의 원인이 됩니다(그림 16).

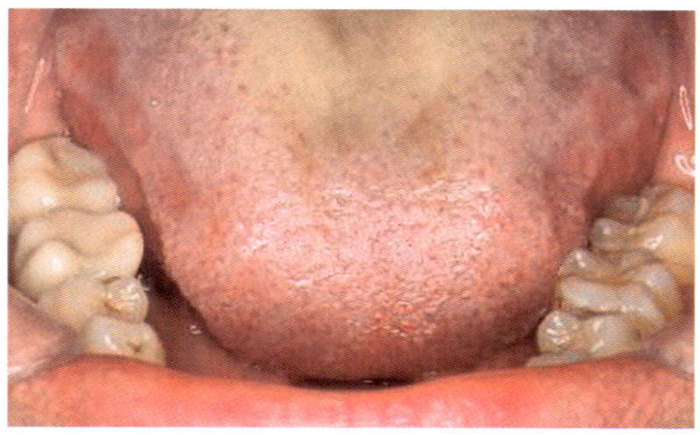

그림 16. 혀 거상 부족과 설태 부착.

□ 상순의 유연성, 형태는 어떤지(가볍게 늘어나기 어려운지, 상순소대가 짧은지, 상순이 들려 있는지)

상순이 가볍게 늘어나기 어렵거나(그림 17) 상순소대가 짧거나 상순이 들려 있는 등의 상태이면, 구순폐쇄가 어려워서 의식하여 다물려고 하면 하순만 들려 올라가기 때문에 이부에 매실장아찌 같은 주름이 생기게 됩니다(p. 25, 그림 9). 또한 상순이 후지산처럼 들리는 경우도 있습니다(그림 18).

□ 저위설이 아닌지

항상 혀가 하악 치아에 접촉하여 하악 교합면을 덮는 것처럼 보입니다(그림 19). 또한 혀의 전방 및 측방에 압흔이 보이는 경우도 많고, 설소대가 짧은 경우도 있습니다.

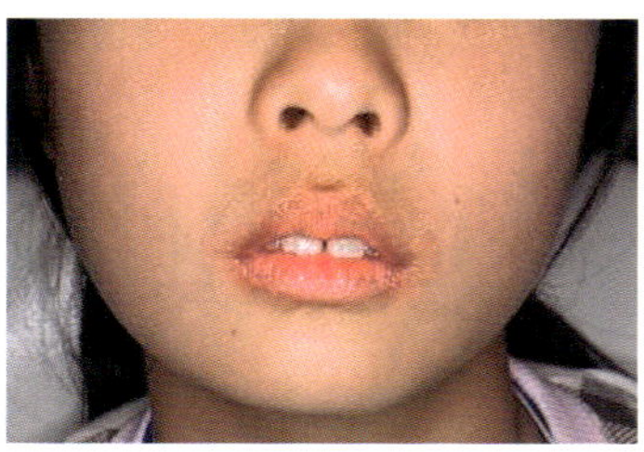

그림 17. 상순이 단단하고 늘어나지 않는다.

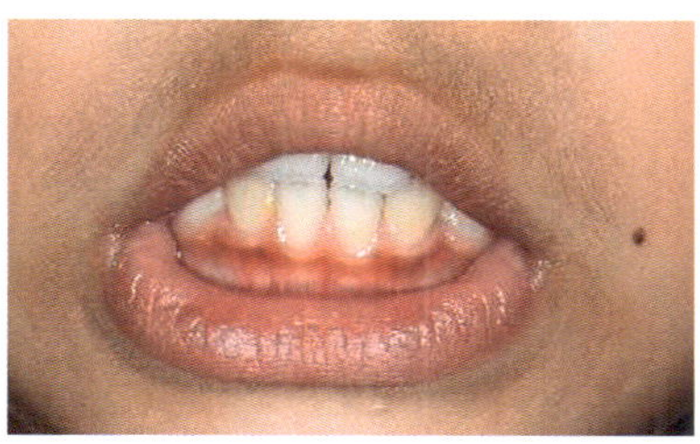

그림 18. 상순이 후지산처럼 되어 하순도 들려 있다.

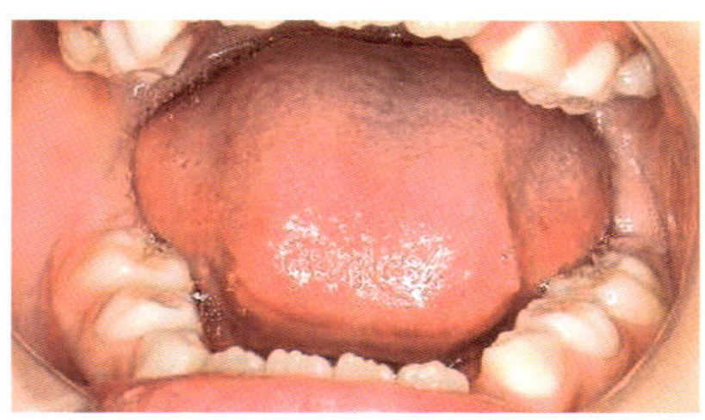

그림 19. 저위설을 보인다.

'늘 입을 벌리고 있다'의 생각할 수 있는 원인과 지원방법

비인두질환에 원인이 있다고 생각되는 경우

- 알레르기 질환, 비인두질환이 있다.
- 인두편도비대(아데노이드) 및 구개편도비대에 의해 비호흡이 어렵다.

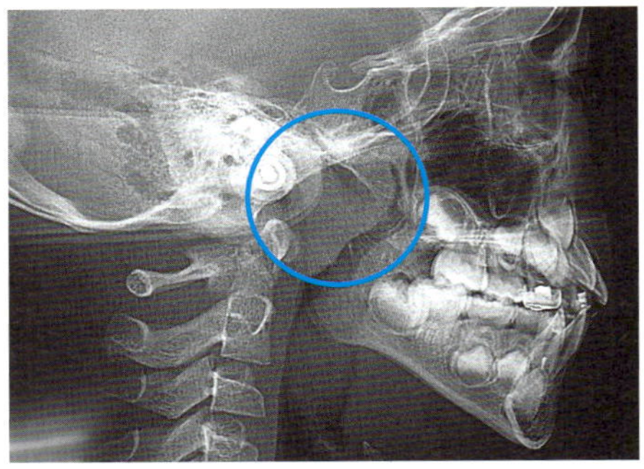

그림 20. 인두편도비대의 방사선사진(파란색 동그라미 부분).

장기간에 걸쳐 비점막에 염증이 있으면 코막힘에 의해 통상적인 비호흡을 할 수 없게 되어, 구호흡을 하게 됩니다. 또한 인두편도비대(아데노이드)나 구개편도비대에 의해 비호흡이 어려워지면 안정 시에 저위설이 되어 구호흡을 하게 됩니다. 구순폐쇄부전을 개선하기 위해서는 우선 비호흡을 할 수 있는 상태가 되어야 합니다. 비인두질환이나 인두편도·구개편도비대, 알레르기 질환에 의한 영향이 있다고 여겨지는 경우에는 이비인후과 진료를 권유합니다.

부정교합에 원인이 있다고 생각되는 경우

- 상악전돌, 하악전돌, 상·하악전돌과 같이 전치가 전방으로 돌출된 상태, 하악하연평면각*이 큰 상태입니다.
  (하악하연평면각이 크면 구순폐쇄가 어려워지고 구호흡이 되기 쉬워진다)

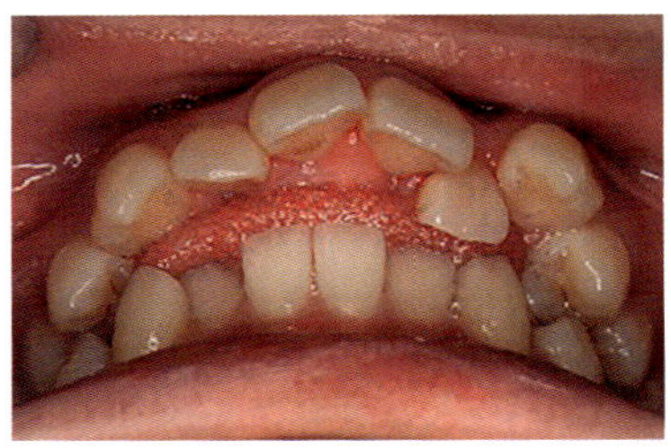

그림 21. 상악전돌.

---

*하악하연평면각: 세팔로그램에서 프랑크푸르트평면과 하악하연평면이 이루는 각도를 조사하여 상안면평면에 대해 하악하연의 경사도를 평가하는 것(성인 평균: 남성 24.8±5.9°, 여성 26.4±3.8°)

치열부정이나 골격 형태 이상이 현저한 경우에는 우선 교정치료나 악교정치료를 하고, 병행하여 형태개선을 고려한 MFT 지도계획을 세울 필요가 있습니다. 일반 치과의원에서 차도가 없는 경우에는 교정치과에 의뢰하도록 합니다.

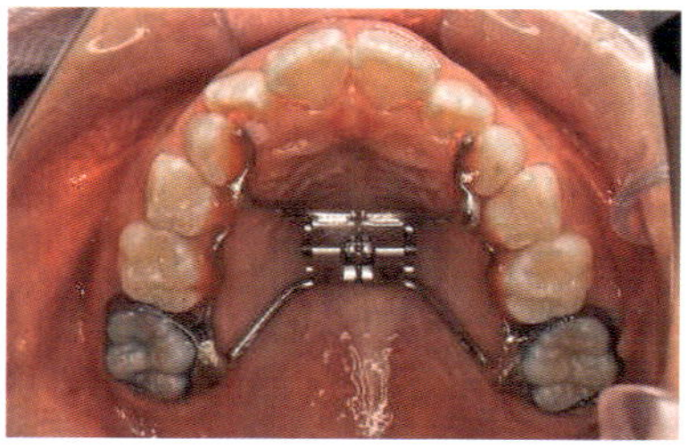

그림 22. 상악 측방 급속확대장치.

상악치열 협착 증례에서는 상악골의 측방으로 급속확대장치(그림 22)를 사용함으로써 비폐쇄가 경감될 가능성도 있습니다. 또한 부정교합에 의해 구호흡을 하는 경우, 부정교합이 개선되어도 습관적으로 구호흡을 멈출 수 없는 경우도 있습니다. 보정기간 중에 그만두지 못하면 재발하게 되므로 주의가 필요합니다. 이러한 경우에는 환자 본인도 보호자도 구호흡을 자각하지 못하는 경우가 많기 때문에 구호흡을 하고 있는 상태의 사진을 찍어서 설명하고(p. 21, 그림 1), 그만두도록 하는 것이 바람직합니다.

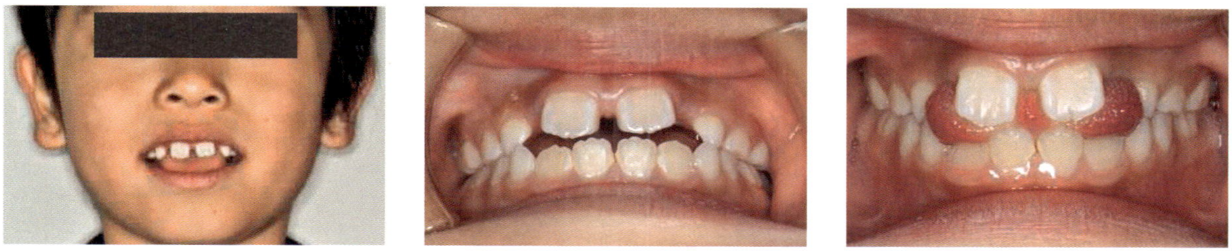

그림 23. 구순폐쇄부전과 치열부정의 관계. 7세 9개월. 구순폐쇄부전을 보이고 전치부에 공극이 있다. 중절치는 정중이개가 되고 돌출되어 있다. 설첨은 전방으로 전돌되고 전치로 가볍게 물고 있다. 이러한 전치부의 치열부정은 구순폐쇄부전과 혀 돌출이 연관되어 일어나는 것이라고 여겨진다.

구강주위근(주로 구륜근)의 근력이 약해 입술을 다물고 있을 수 없다.

- 장기간에 걸쳐 구호흡 습관이 있고, 언제나 입을 벌리고 있다.

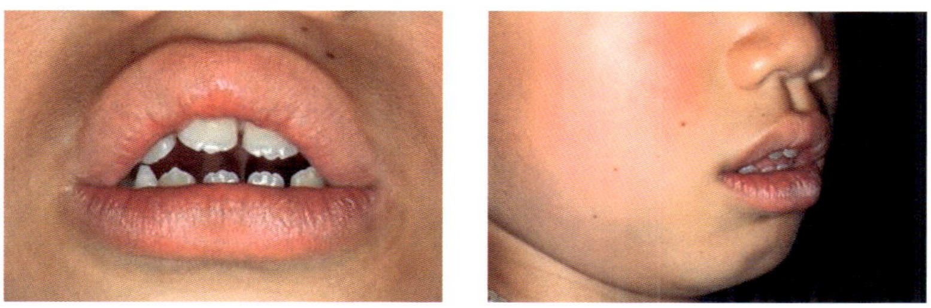

그림 24. 구순폐쇄부전. 상순이 후지산 모양으로 되고 '숏 립'이라 불리는 상태를 보인다.

장기간에 걸쳐서 구호흡의 습관이 있어, 늘 입을 벌리고 있으면 구륜근이 이완되어 입술을 다무는 힘이 약해집니다. 그리고 혀는 항상 하악치열궁에 있어 저위설이 됩니다. 또한, 혀를 구개에 거상시키는 힘도 약해집니다. 이러한 구강주위근의 부조화 및 저위설을 개선하기 위해서는 적절한 MFT를 할 필요가 있습니다.

'늘 입을 벌리고 있는' 어린이에게 추천하고 싶다! '원 포인트 MFT'

● 상순이 강하고 잘 늘어나지 않는다(그림 25)

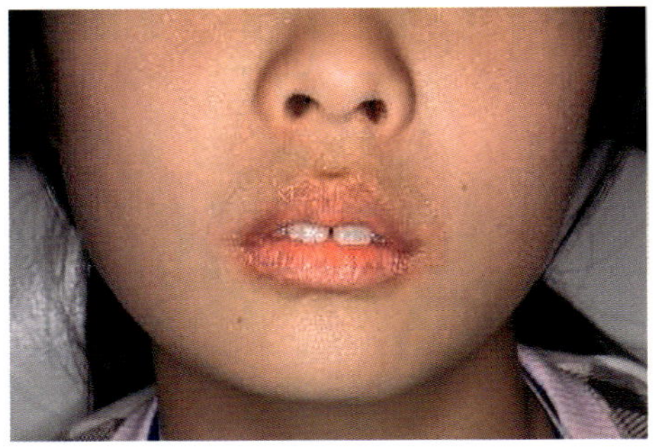

그림 25. 상순이 딱딱하고 잘 늘어나지 않는다.

근육은 움직이지 않으면 움직임이 나빠집니다. 상순이 딱딱하여 자신의 힘으로 상순을 늘리는 것이 어려운 경우, 보조적으로 손가락을 사용하여 상순을 하방으로 스트레칭 시킴으로써 근육을 늘리는 훈련을 합니다. 그리고 점점 자신의 힘으로 상순을 늘리고 하순과 접촉할 수 있을 때까지 지도하여 안정위 상태에서 입술을 다물고 비호흡을 하도록 하는 것이 중요합니다.

추천되는 엑서사이즈

● **손가락을 사용한 상순의 스트레칭**

- 립 마사지 a, b(p. 90)

● **상순 스트레칭**

- 립 마사지 c(p. 91)
- 립 풀(p. 92)

엑서사이즈에 대한 설명은 제4장 ② (p. 82~) 참조

● 입술을 폐쇄할 수 있는 힘이 약하다(그림 26)

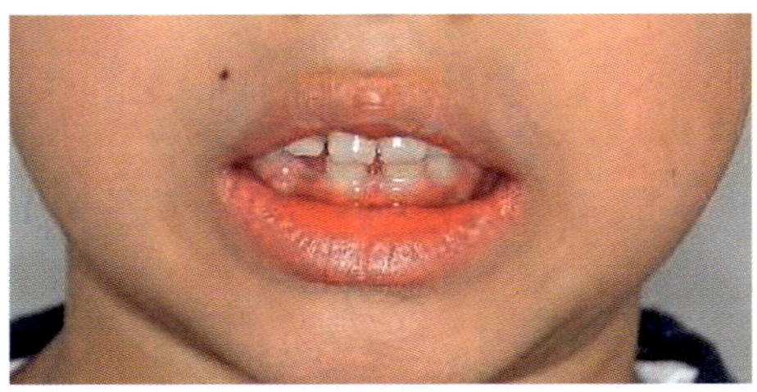

그림 26. 입술을 폐쇄하는 힘이 약하다.

입술을 폐쇄하는 힘이 약하면 상하구순이 느슨하고 두껍게 보입니다. 구륜근과 협근 등의 근력을 강화하는 엑서사이즈를 중심으로 선택하여 지도합니다.

추천되는 엑서사이즈

- 이-, 우-(p. 92)
- 풍선을 부는 연습(그림 27)
- 버튼 풀(p. 93)

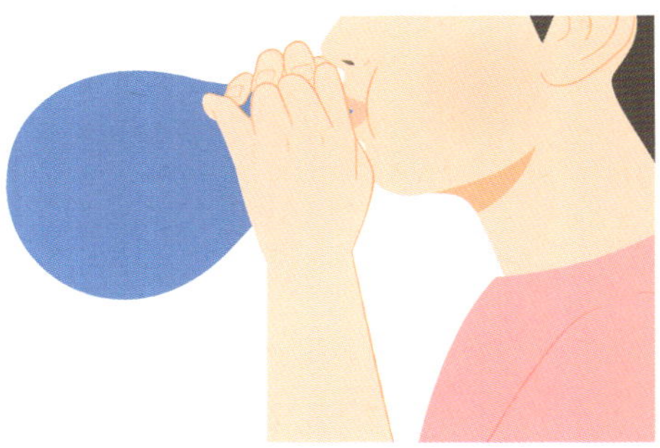

엑서사이즈에 대한 설명은 제4장 ② (p. 82~) 참조

그림 27. 풍선을 분다. 풍선에 "후-"하고 한 번씩 숨을 불면서 부풀린다.

- **뺨의 근육 연습**(그림 28)
- **입술을 다무는 연습**(그림 29)

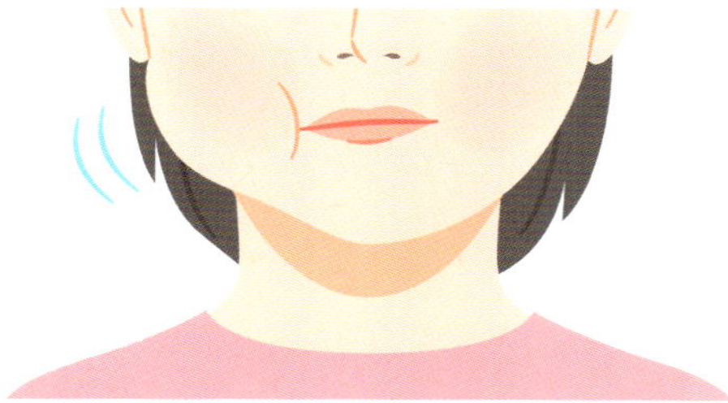

그림 28. **뺨의 근육 연습.** 뺨을 가능한 한 부풀려서 좌 · 우로 이동시킨다(좌 · 우 교대로 5~8회).

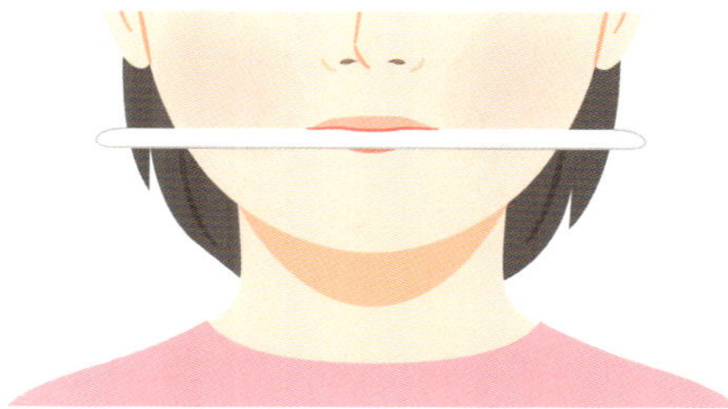

그림 29. **입술을 다무는 연습.** 상 · 하 입술 사이에 스틱을 끼워 입술을 다문다(15분 이상).

● 상순이 들려 있다(그림 30)

상순이 들려 있으면 입술을 다물 때 상순이 움직이지 않고 하순만 과도하게 늘어나기 때문에 이부근이 긴장되어 매실장아찌 같은 주름이 생깁니다. 트레이닝에서는 상순을 하방으로 늘리는 엑서사이즈를 중심으로 선택하여 지도합니다.

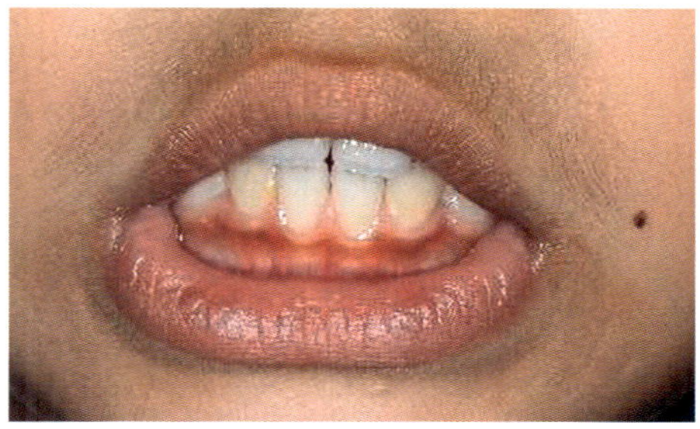

그림 30. 상순이 들려 있다.

추천되는 엑서사이즈

- **손가락으로 상순 스트레칭**(그림 28)
  - 립 마사지 a, b(p. 90)
- **립 풀**(p. 92)
- **뺨 근육 연습**(그림 28)

엑서사이즈에 대한 설명은 제4장 ② (p. 82~) 참조

● 저위설을 보인다(그림 31)

습관적으로 구호흡을 하고 있으면 언제나 입이 벌어져 있기 때문에 혀는 축 늘어진 상태로 하악 치열궁 내에 저위로 위치하는 경우가 많고, 혀가 저위(저위설) 됩니다. 따라서 입술의 기능을 개선하는 립 엑서사이즈와 함께 '혀를 거상하는 힘을 늘리는 엑서사이즈', '바른 혀 위치 및 입술의 위치(그림 32)의 습관화를 목표로 하는 엑서사이즈'를 선택하여 지도합니다. 저위설 환자의 대부분은 설배가 구개에 도달하는 감각을 모르는 경우가 많기 때문에 처음에는 설첨,

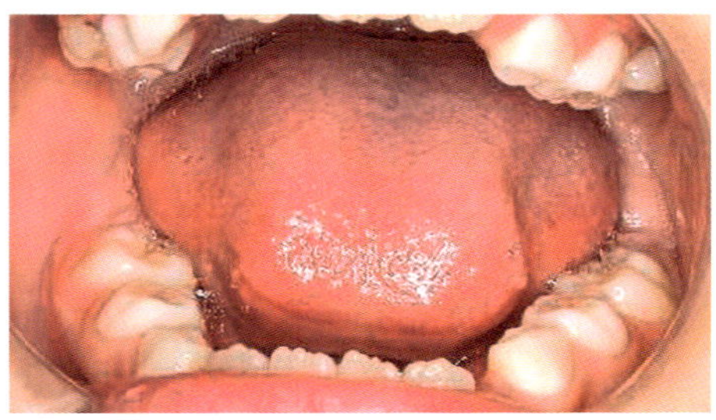

그림 31. 저위설을 보인다.

추천되는 엑서사이즈

- **허를 거상하는 힘을 늘리는 엑서사이즈**
  - 포핑(p. 86)
  - 오픈 앤 클로즈(p. 87)
  - 텅드래그(p. 87)
- **바른 혀와 입술의 위치(그림 32)를 연습하는 엑서사이즈**
  - 팁(p. 84)
  - 스폿(p. 85)
  - 포스처(p. 89)

엑서사이즈에 대한 설명은 제4장 ② (p. 82~) 참조

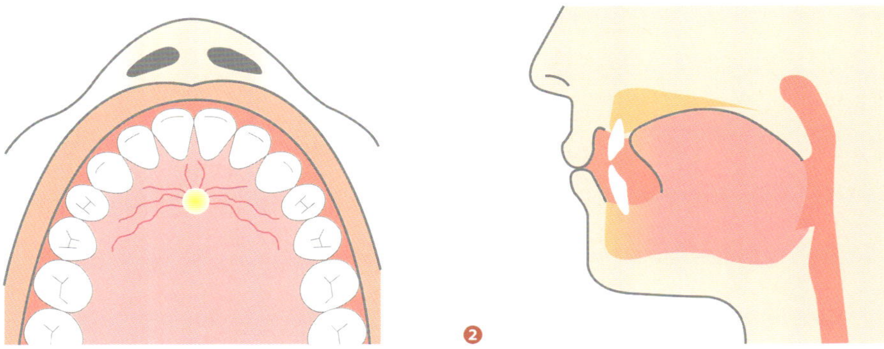

① 스폿(전치 유두의 후방부). 안정 시와 연하 시에 설첨이 닿는 위치를 '스폿'이라 한다.

② 안정 시 바른 혀와 입술의 위치. 설첨은 스폿에 대고 혀 전체가 상악 치열궁 내에 위치하며, 설배는 구개에 가볍게 닿아 있다. 안면근은 이완되고 상하구순은 가볍게 닿아 있다. 이때 상 · 하악 대구치는 접촉하지 않는다.

그림 32. **바른 혀와 입술의 위치.**

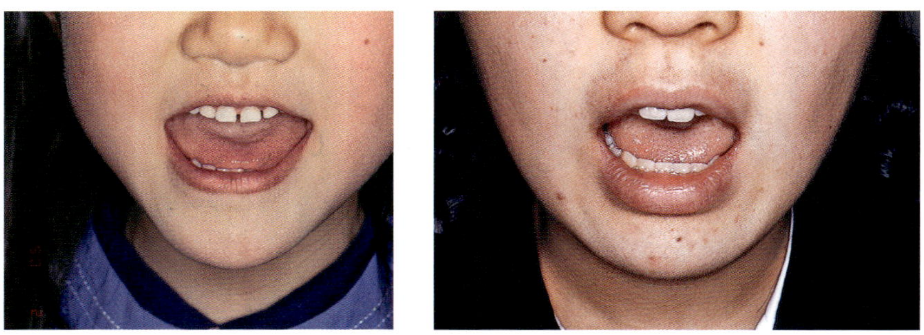

그림 33. **입을 크게 벌리지 않아도 저위설인 채로 말하는 습관.** 혀의 측연부에 상악 치아의 형태가 있고 저위설인 채로 말을 하고 있다.

설배, 구개를 설압자 및 칫솔 등으로 만져 그 위치에 설첨을 두는 훈련부터 시작하도록 합니다.

혀가 저위인 채로 말을 하면(그림 33) 말이 불명료하게 되어 알아듣기 어렵게 됩니다. 저위설에 추천되는 엑서사이즈를 연습하도록 하고, 말을 할 때 설첨을 거상하고 혀를 움직여서 말하도록 지도합니다.

일상생활에서 할 수 있는 '늘 입을 벌리고 있는' 경우에 대한 기능훈련

● 부글부글 가글

감염 예방 차원에서 실시되고 있는 부글부글 가글(그림 34)은 기능훈련으로도 매우 효과적입니다. 입술을 잘 다물고 소리가 들릴 정도로 강하게 부글부글 가글을 함으로써 입술이나 혀의 근력강화를 촉진합니다. 매일 양치할 때 같이하면 좋습니다.

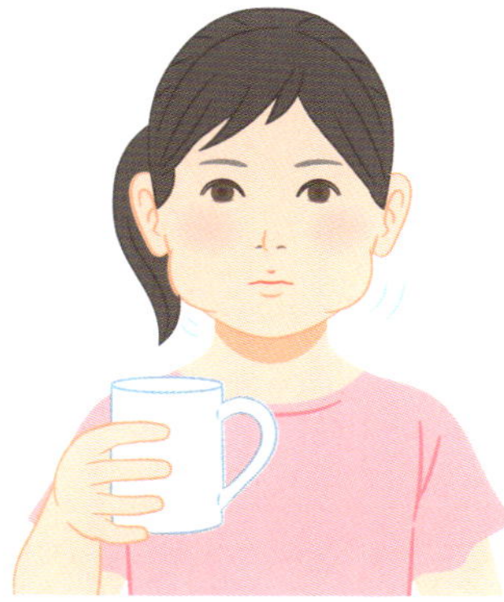

그림 34. 부글부글 가글.

● 심호흡(복식호흡)

설첨을 스폿에 두고 입술을 다물며, 코로 크게 숨을 들이마셔 폐를 부풀리고, 다시 코로 천천히 내뱉습니다(그림 35). 보통의 호흡보다 길게 심호흡을 하면 비호흡의 습관화와 바른 혀 위치를 위한 개선을 기대할 수 있습니다.

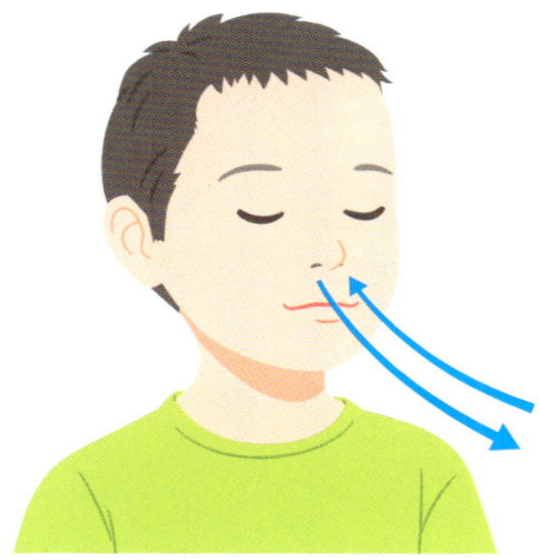

그림 35. 심호흡.

● 입술을 다물고 비호흡

텔레비전을 보거나 숙제하는 시간을 할애해 스틱을 사용하여 '입술을 다무는 연습'을 하면 좋습니다(그림 36). 구순폐쇄 시간을 서서히 늘리는 것입니다.

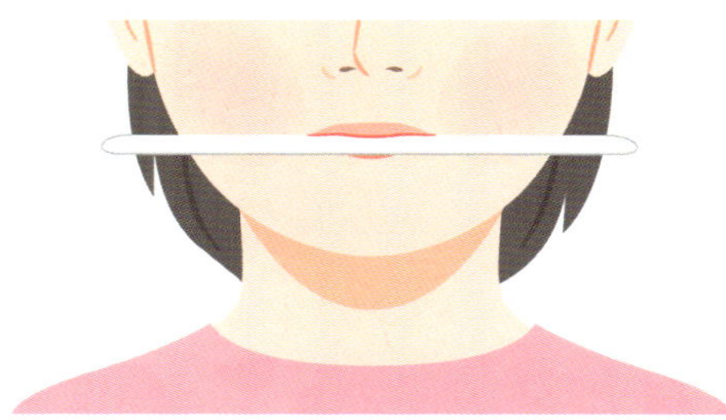

그림 36. 스틱을 사용하여 입술을 다무는 연습을 한다.

증례 (그림 1의 경과)

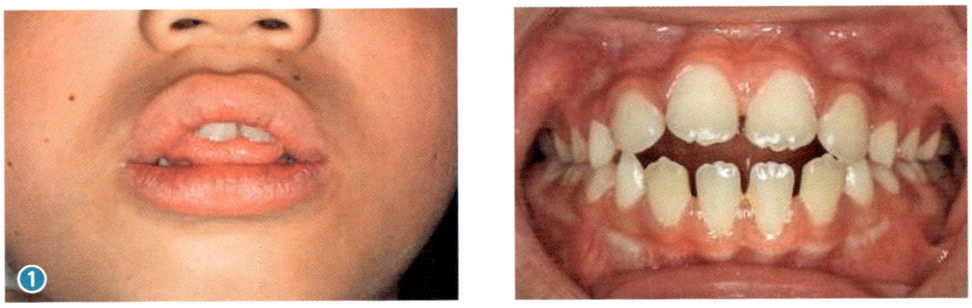

① 구강내 검사 시 상 · 하악 4전치는 개교, 우측 구치부는 교차교합이었다.

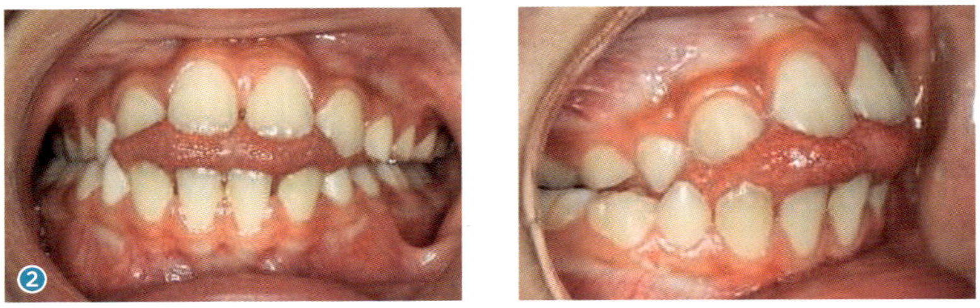

② 안정된 상태에서 설첨이 전방으로 돌출되어 있었다.

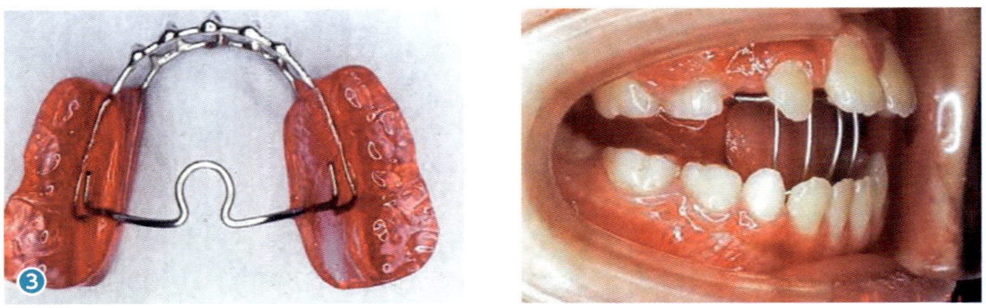

③ 혀 습관 제거장치를 응용한다. MFT로는 1) 구순폐쇄와 비호흡 장려, 2) 혀 전방돌출 습관 제거, 3) 설첨을 스폿 위치에, 4) 혀 거상 훈련, 5) 포핑 등의 지도를 하였다.

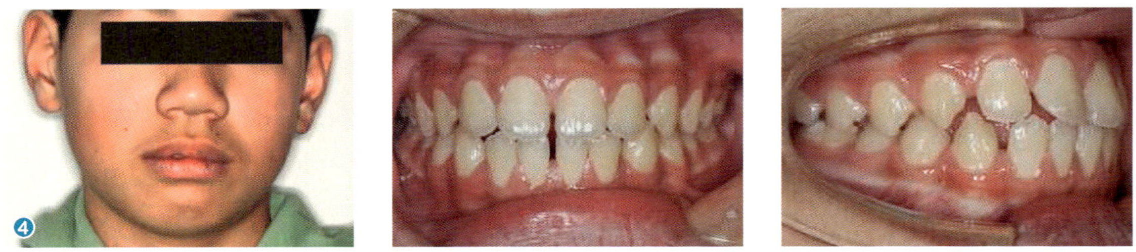

④ 2년 4개월 후, 구순폐쇄를 할 수 있게 되어 개교가 개선되었다. 그러나 전치부에 치간공극이 조금 남아, 시기를 보아 교정치료를 실시할 예정이다.

그림 37. **혀 습관 제거장치를 적용한 증례**(8세 4개월~10세 8개월, 남자).

호흡기능이 어려운 경우—마무리

코와 구강은 호흡이나 음식섭취 등의 생명유지에 매우 중요한 기관입니다. 특히 호흡은 매일 연속적으로 하지 않으면 안 되며, 이 기능에 장애가 발생하면 신체는 위급한 상태에 빠지기 때문에 호흡기능은 가장 중요한 신체기능 중 하나입니다. 구호흡을 원인으로 하는 문제의 대부분은 소아기부터 시작하여 길게 이어져 현재화되어 갑니다. 소아기는 성장·발달이 왕성한 시기인 동시에 이상이나 장애가 일어나기 쉬운 시기라고 합니다. 소아기에 비강이 장기적·만성적으로 막히면 부정교합뿐만 아니라 심신의 건강상태에도 큰 영향을 줄 가능성이 있습니다.

구순폐쇄부전 환자를 대상으로 하여 그 원인이 무엇인지를 파악하는 것이 중요합니다. 비인두질환이나 부정교합에 의한 영향이 현저한 경우에는 우선 이러한 문제를 개선할 필요가 있습니다. 비인두질환이나 부정교합에 의한 영향이 적고 습관적으로 몸에 배어 버린 구순폐쇄부전에 대해서는 MFT를 실시하는 것으로 개선을 기대합니다. 이때 구호흡과 저위설의 증상을 확인하고, 그에 맞게 필요한 지도를 실시합니다.

그러나 구순폐쇄나 혀 거상을 위한 엑서사이즈를 실시하여도 바른 구순운동이나 혀 자세위의 습관화에 이르기란 쉬운 일이 아닙니다. 그 이유는 구강과 연관된 기능(저작, 연하, 발음, 호흡, 웃는 방법, 습관 등)이 모든 일상생활에서 올바르게 행해지고 있는 것이 필요하고, 신체적으로도 바른 자세위를 몸에 익히는 것이 중요하기 때문입니다. 구호흡이 있는 환자의 치료에는 MFT를 하나씩 단계별로 지도하는 것이 유용하다고 생각됩니다.

➡ 좀 더 자세히 MFT를 배우는 방법은 p. 71, Column 'MFT에 대해 좀 더 깊게 배우기 위해' 참조

3 말하는 기능이 어려운 경우

발음이 신경 쓰인다.

- 발음이 분명하지 않다.
- 대화할 때 혀가 보인다. 등

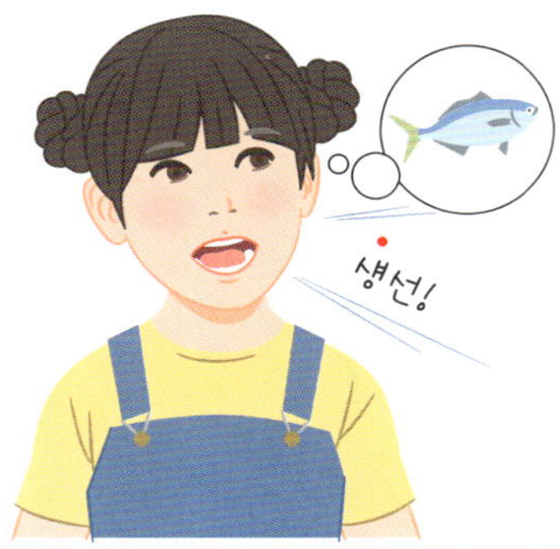

Takei Yoshiko (쇼와대학 보건의료학부), Ishino Yumiko (후타코타마가와가든교정치과)

말하는 기능이 어려운 경우와 대응 차트

발음기관의 기질적인 문제로 인한 경우

- 부정교합이나 설소대 부착이상 등 발음기관의 형태에 문제가 있다.
- 후비루(비인공폐쇄기능부전)가 의심된다.

→ **대응** ➡ p. 46~ 참조

- 교정치과치료
- 필요에 따라 설소대절제술과 술전 · 술후의 혀 훈련
- 전문 의료기간에 상담

혀 내미는 습관을 동반하는 경우

- 발음할 때뿐만 아니라, 안정 시나 연하 시에도 혀가 돌출한다.

→ **대응** ➡ p. 48 참조

- 교정치과치료(부정교합이 있는 경우)
- MFT(혀 안정위의 지도, 연하 훈련)
- 언어 전문가*와 연계

발음의 발달단계에서 잘못된 발음 습관이 학습된 경우

- 발음의 발달과정에서 오류(유아음, 아기말)
- 잘못된 발음이 습관화

→ **대응** ➡ p. 49~ 참조

- 구강기능의 발달을 촉진한다.
- 저연령아는 경과 관찰
- 언어 전문가*와 상담

발음 이외의 문제를 동반한 경우

- 언어발달 및 지적발달의 지연이 있는 경우
- 청력에 문제가 있다.
- 발달장애가 있다.

→ **대응** ➡ p. 50 참조

- 전문의료기관, 보건 센터에 상담

*언어 전문가: 언어청각사, 언어통급지도 교실(말의 교실)의 교사 등

‘발음’의 무엇이 문제가 될까?

발음 문제로 어려움이 있는 어린이나 보호자와 만나는 것이 치과진료 중에도 늘어나고 있지 않나요? **‘발음장애’(구음장애)는 말하는 중에 어떤 음이 바르게 발음되지 않고 오류가 습관화된 상태를 말합니다.** 발음장애의 가장 큰 문제점은 일상에서 소통에 지장을 주기 때문에 어린이가 심리적 영향을 받는다는 것입니다. 발음장애가 있기 때문에 상대에게 말하고 싶은 것을 전할 수 없어 화를 내거나, 자신감을 잃어버리거나, 어린이에 따라서는 여러 번 물어보는 것으로 말수가 점점 줄어들게 됩니다.

보호자로부터 “발음이 명확하지 않아요”, “아기말을 언제쯤 그만할까요”, “ㅇ행 음을 못 해요”, “말할 때 혀가 앞으로 나와요” 등의 호소를 자주 듣습니다. 또한 ‘큰 애는 말을 점점 더 잘 하게 되었으니까 언젠가 잘 말할 수 있게 되겠지’라고 생각했던 보호자가 유치원, 보육원, 학원 등의 선생님이나 조부모로부터 지적을 받아 상담을 오는 경우도 있습니다. 어린이들 중에는 ‘바르게 말하는 것 같은데 엄마가 잘 몰라준다’, ‘친구들로부터 발음이 이상하다는 소리를 듣는다’는 등 발음 문제로 고민하고 있는 것을 보호자에게 말하지 못하는 경우도 있습니다.

발음에 관한 문제는 병원, 교육시설 등의 언어청각사(speech therapist; ST)나 초등학교의 언어통급지도교실(말의 교실)의 교사 등이 전문가로 대응하지만, 일상의 치과진료에서도 발음 문제에 대해 해줄 수 있는 것들이 많이 있습니다. 예를 들어, **발음을 잘하기 위해 구강기능의 토대를 만드는 것(p. 51 참조), 어린이의 발달 중에 발음의 변화를 지켜보는 것, 적절한 시기에 어린이를 전문기관에 소개하는 것** 등을 생각할 수 있습니다.

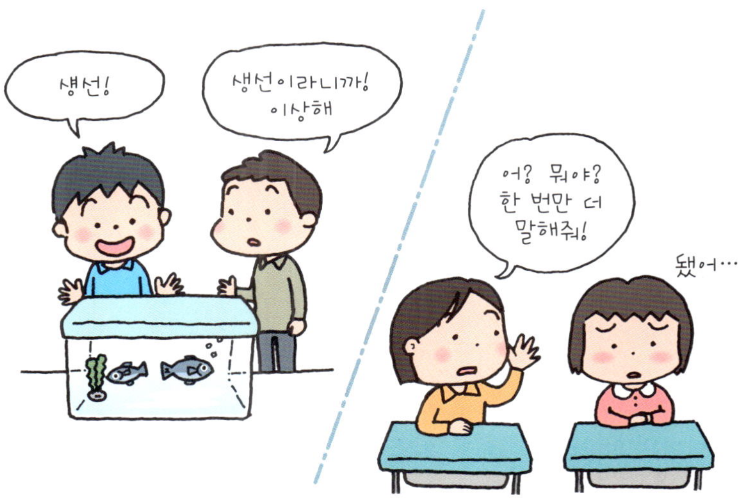
생선!
생선이라니까! 이상해
어? 뭐야? 한 번만 더 말해줘!
됐어…

발음이 어려운 경우, 무엇을 관찰하여 평가할까?

어린이의 발음이 어려운 경우는 어린이의 발음 관찰, 보호자로부터 문진, 발음 체크, 구강내 검사를 하여 종합적으로 판단합니다.

어린이의 발음 관찰, 듣기로 확인할 사항

우선은 대합실이나 체어사이드에서 발음에 신경 쓰이는 점이 없는지 관찰합니다. 발음이 신경 쓰이는 경우에는 "이름은?", "좋아하는 음식은?" 등을 질문하여, 어떤 말을 발음할 수 없는지

관찰로 Check

- □ 어린이와 간단한 대화를 나눈다.
  - ➡ 이름, 나이, 유치원이나 어린이집의 이름, 좋아하는 음식이나 캐릭터 등에 대해 질문합니다.

문진으로 Check

발음이 어려운 점

- □ 잘 말할 수 없는 발음이나 단어는 무엇인가?
- □ 발음 문제가 있어 일상생활에 지장을 주지는 않는가?
- □ 아이는 자신의 발음에 신경을 쓰고 있는가?

전체적인 발달에 관한 것

- □ 출생 시 상태(재태기간, 출생체중 등)
- □ 목을 가눈 시기, 앉는 자세, 처음 걸은 시기
- □ 건강 등 발달이나 말에 대해 지적을 받은 적이 있는가?
- □ 발달이나 말에 대해 보건 센터나 의료기관에서 상담을 한 적이 있는가?
- □ 정기적으로 검진을 받고 있는 의료기관이 있는가?

언어·구강 기능의 발달과 관련된 것

- □ 발어·이어문*의 시기
- □ 유아기에 우유가 코로 넘어가지 않았는가?
- □ 듣기 어렵다고 지적 받은 적이 있는가, 중이염의 기왕력이 있는가?

* "빵 줘", "파란 차" 등 두 단어로 이루어진 문장

관찰합니다. 그다음으로 보호자와의 상담을 통해 발음이 어려운 점에 대해 구체적인 내용, 지적 발달이나 언어발달, 구강기능 발달 등에 관한 정보를 얻습니다. 또한 커뮤니케이션의 취하는 방법, 행동 양상을 보는 것으로 발음 이외의 문제도 알 수 있습니다.

어린이의 발음은 전체적인 심신의 발달 및 언어발달과 밀접한 관계가 있습니다. '발음이 신경 쓰인다'라고 하는 어린이 중에는 언어 전문가가 평가하면 '말이 적다', '단어의 일부만 말할 수 있다' 등 언어발달 지연이 의심되는 경우와 언어뿐만 아니라 지적인 발달전체에 지연이 보이는 경우도 있습니다. 보호자와의 문진은 어린이 발음의 곤란한 점을 파악하는 데에 매우 중요한 정보가 됩니다.

알아둘 것—발음 체크포인트

상세한 발음 체크는 언어청각사(ST) 등 전문가가 하지만, 여기서는 ST가 하는 발음의 체크포인트를 소개합니다.

● 발음 체크 방법

□ **그림책이나 그림 카드를 사용하여 발음하도록 한다**(그림 1).
□ **아이의 발음을 듣고 발음 오류(생략·치환·왜곡)가 있는지 확인한다**(표 1).

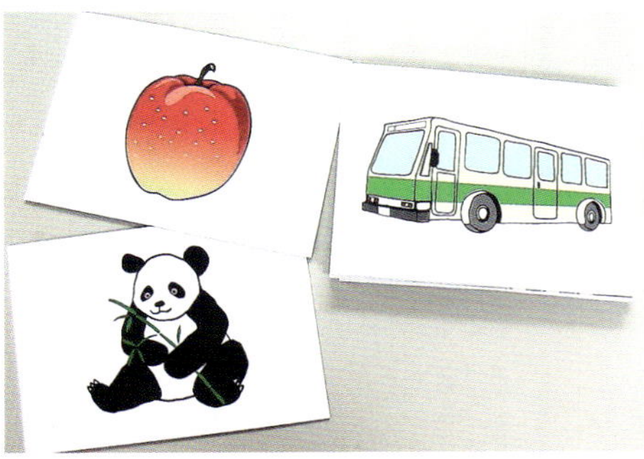

그림 1. 그림 카드의 예. (구음임상연구회, 2010. 에서)[1]

표 1. 발음 오류의 분류

생략	음(자음과 모음)의 자음 부분이 빠져 모음으로 들리는 오류. 연령이 낮은 아이에게서 보이는 경우가 많다. (예: 핫파 → 아파, 미캉 → 미앙)
치환	음(자음과 모음)의 자음 부분이 다른 자음으로 대체되는 오류. 치환된 자음은 일본어로서 바른 음이다. 아이의 발음 오류로는 가장 많은 오류이다. (예: 카라스 → 타라스, 사카나 → 샤카나)
왜곡	생략도 치환도 아닌 오류. 음으로 히라가나에 해당시킬 수 없다. (예: 사루 → '사' 부분이 '샤'와 '햐'의 중간 소리로 들림)

● 발음에 관한 체크포인트

□ **말할 수 없는 음이 있는지**

➡ 어린이의 발음은 연령에 따라 획득되지만, 그렇지 않은지(다음 페이지, Point '어린이의 발음 발달에 대해' 참조)

Point

• **어린이의 발음 발달에 대해**

어린이의 발음은 신체와 마음 그리고 구강기능과 같이 발달하는 단계에 있습니다. 어린이의 발음 오류가 연령에 상응하는 오류인지, 그렇지 않은지를 판단하기 위해서는 어린이들의 발음 발달 과정을 이해해 둘 필요가 있습니다. 일본어의 소리 중에서 비교적 조기에 획득되는 소리와 획득까지 시간이 걸리는 소리가 있습니다(표 2).

소리의 획득 시기나 순서는 어린이마다 모두 다르며, 형제간에도 다릅니다. 또 어린이의 발음은 전체적인 발달이나 언어발달과의 관계가 깊기 때문에, 발달지연이 있는 어린이의 경우에는 연령력이 아닌 발달연령을 고려하는 등 어린이 전체를 보면서 균형을 생각하고 판단하는 것이 중요합니다.

표 2. 일본어 음의 대략적인 완성 시기(Notoya, 2012.에서)[2)]

3세 무렵까지	모음, '파'행 음, '바'행 음, '마'행 음, '야'행 음, '타'행 음('쓰' 제외), '다'행 음('즈' 제외)
3세 정도	'카'행 음, '가'행 음
4세 정도	'와', '나'행 음, '하'행 음
5세 정도	'사'행 음
6세 정도	'자'행 음, '쯔', '라'행 음

□ 발음 오류는 언제나 같은지

어린이가 소리를 획득하는 과정에서는 올바른 소리와 잘못된 소리가 혼재하는 경우가 있습니다. 발음 오류가 항상 같으며, 올바른 소리를 들려주거나 설명해도 변화되지 않는 경우를 '발음 오류'라고 합니다. 단어로는 말할 수 없어도 한 음씩으로는 말할 수 있는 경우나, 발음을 고치도록 하면 소리가 제대로 나는 경우는 바른 소리를 얻기 직전이라고 생각합니다.

□ '발달과정에서 보이는 발음 오류'인지 '발달과정에서 보이지 않는 발음 오류'인지

아이들의 발음 오류는 '발달과정에서 보이는 발음 오류'와 '발달과정에서 보이지 않는 발음 오류' 두 가지로 크게 나뉩니다.

① 발달과정에서 보이는 발음 오류(표 3)

정상적인 발음 획득 과정에서 보이는 오류로, 일반적으로는 '유아음'이나 '아기말'이라고 불리기도 합니다. 획득이 늦어서 말할 수 없는 소리를 생략하거나, 이미 획득한 소리로 치환하기도 합니다. 지적발달 등에 문제가 없는 경우에는 취학 무렵까지 자연스럽게 개선되는 경우가 많다고 합니다. 유치원이나 보육원 시기를 지나도 오류가 남는 경우에는 언어 전문가에게 소개합니다.

② 발달과정에서 보이지 않는 발음 오류(표 4)

일본어의 소리에는 없는 비정상적인 발음의 '버릇'이 습관화된 상태로 자연스럽게 개선되지 않는 경우가 많고, 성인이 될 때까지 오류가 남는 경우도 있습니다. 발음 지도가 어렵고 장기간의 지도가 필요할 수도 있기 때문에 빨리 언어 전문가에게 소개하는 것이 좋습니다.

표 3. 주된 발달과정에서 보이는 발음 오류(Takei, 2022.에서)[3]

	주된 오류	오류의 예
'카'행 음	'타'행 음이 된다.	카라스 → 타라스 키링 → 치링
'가'행 음	'다'행 음이 된다.	고팡 → 도팡 우사기 → 우사지
'사'행 음	'타'행 음이 된다. '샤'행 음이 된다. '챠'행 음이 된다.	사카나 → 타카나 사타나 → 샤카나 사카나 → 챠카나
'자'행 음	'다'행 음이 된다. '쟈'행 음이 된다.	조우 → 도우 조우 → 죠우
쯔	'츄'가 된다.	쯔쿠애 → 츄구애
'샤'행 음	'타'행 음이 된다. '챠'행 음이 된다	덴샤 → 덴타 덴샤 → 덴챠
'챠'행 음	'타'행 음이 된다.	쵸우쵸 → 토우토
'쟈'행 음	'다'행 음이 된다.	쟈켄 → 다켄
'라'행 음	'다'행 음이 된다. 자음/r/의 생략(모음으로 들림)	랏파 → 닷파 테레비 → 테에비
'하'행 음	자음/h/의 생략(모음으로 들림)	팟파 → 앗파

표 4. 주된 발달과정에서 보이지 않는 발음 오류(Takei, 2022.에서)[3]

	발음 오류의 특징	되기 쉬운 발음	귀로 들었을 때의 특징	감별 방법
① 구음화측음	• 설첨을 사용하지 않고 혀의 중앙부(설배)를 들어 올려 발음한다. • 구개열 술후 증례에서 많이 보이지만, 기능적 구음장애에서도 보인다.	• '사'행 음, '타'행 음, '나'행 음, '라'행 음 등	• '타'행 음이 '가'행 음에 가깝게 들린다. • '다'행 음, '나'행 음, '라'행 음이 '가'행 음에 가깝게 들린다. • '사'행 음이 '샤'행 음에 가까운 단독 오류음으로 들린다.	• 설첨이 아래로 내려가고 설배가 거상되는지 확인한다.
② 측음화구음	• 호기를 구강의 측방에서 유출시켜 발음한다. • 혀, 하악을 옆으로 틀어서 구각을 옆으로 당긴다. • 기능성 구음장애에 많이 보인다. • 자연 개선되지 않고 성인까지 지속되는 경우가 많다.	• 모음 '이', '이'열 음(시 · 치 · 키 · 리 등), 요음('샤'행 음, '캬'행 음 등), '샤'행 음, '쟈'행 음 등	• '시'가 '히', '치'가 '키', '지 · 리 · 니'가 '기'에 가깝게 들린다. • 타액이 섞인 독특한 잡음을 동반한다.	• 비식경으로 호기가 측방에서 유출되는 것을 확인한다. • 혀 및 하악이 호기유출 측과 반대방향으로 편위되는 것을 확인한다. • 호기유출 측의 구각이 옆으로 당겨지는 것을 확인한다.
③ 비인강구음	• 구강에서 나오는 호기를 비강에서 나오게 하면서 발음한다. • '이'열 음, '우'열 음의 오류는 발음의 발달과 함께 자연 개선되는 경우도 있다. • '사'행 음, '자'행 음, '쯔'의 오류는 자연 개선되지 않고, 전문가에 의한 지도가 필요한 경우가 많다.	• '이'열 음, '우'열 음, '사'행 음, '자'행 음, '쯔' 등	• 이열 음, 우열 음이 코로 빠진 '응' 및 '큥'에 가깝게 들린다. • '사'행 음, '자'행 음이 비잡음을 동반한 잘못된 음으로 들린다.	• 잘못된 음 발음 시에 코를 막으면, 코에서 호기가 나오지 않아 음이 나오지 않는다.
④ 성문파열음	• 성대와 가성대를 강하게 다물면서 만드는 파열음 • 발음 시에 입술 및 혀의 운동이 관찰되지 않는다. • 비인두폐쇄기능부전에서 많이 보인다.	• '파'행 음, '타'행 음, '카'행 음 등의 파열음	• 목을 막았다가 발음하여 모음으로 들린다.	• '파파파파파' 하고, 음을 연속해서 말하면 '앗앗앗' 하고, 모음이 중얼중얼 끊기는 것처럼 들린다.
⑤ 치간음	• 설첨을 상 · 하 치아 사이에 돌출시킨다. • 혀를 상 · 하가 아니라 전후로 움직인다. • 설첨돌출이 있는 증례에서 많이 보인다.	• '사'행 음, '자'행 음, '쯔'·'타'행 음, '다'행 음 등	• 사행 음이 영어의 th처럼 들린다. • 전체적으로 혀 짧은 소리를 내는 것처럼 들린다.	• 혀가 상 · 하 치아 사이로 나오는 것이 관찰된다.

□ **발음 시에 혀가 돌출하지 않는지(특히 '사'행 음과 '타'행 음을 확인하기 용이함)**(그림 2)

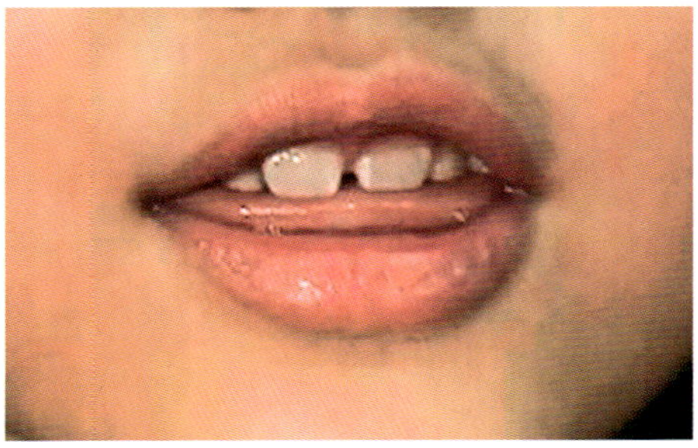

그림 2. '사'행 발음 시에 혀가 상하 전치 사이로 나온다.

구강내 및 구강 주위에서 확인할 것

Check

- □ **치열부정, 교합의 이상이 없는지** ➡ 치열, 교합에 문제가 있는 경우의 대응은 p. 46 참조
- □ **설소대 부착이상이 보이지 않는지** ➡ 설소대 부착이상이 있는 경우의 대응은 p. 46~ 참조
- □ **혀의 습관이 없는지** ➡ 혀의 습관이 있는 경우의 대응은 p. 48 참조
- □ **비인강폐쇄기능부전이 없는지** ➡ 비인강폐쇄기능부전이 있는 경우의 대응은 p. 48 참조

구강질환 중에 치열 및 교합의 이상, 설소대 부착이상, 비인강폐쇄부전(개비음 등) 등이 발음 문제와 관련이 깊다고 알려져 있습니다. 저위설이나 혀 내미는 습관이 있는 경우에도 발음장애를 동반하는 경우가 많이 있습니다.

□ **치열부정·교합의 이상이 없는지**

➡ 총생, 상악치열 협착, 상악전돌, 하악전돌, 개교 등이 보이는지 확인합니다.

□ **혀 습관이 없는지**

➡ 발음 시 이외의 혀 위치는 정상인지(안정 시 저위설, 연하 시 혀 내미는 습관이 없는지)를 확인합니다.

□ **설소대 부착이상이 보이지 않는지**

➡ 설소대가 어느 정도 짧은지(형태 문제)(그림 3)와 혀를 어느 정도 움직일 수 있는지(기능 문제)(표 5, 그림 4)의 양방을 확인합니다.

경도	중등도	중도
최대개구량의 1/2 이상	교합평면에서 최대개구량의 1/2까지	교합평면에 도달하지 못하는
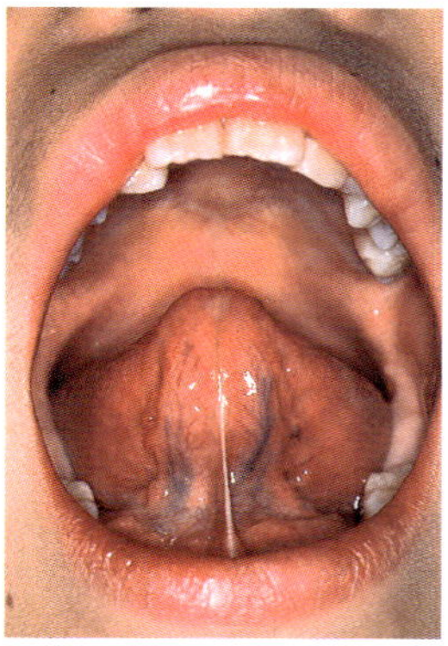	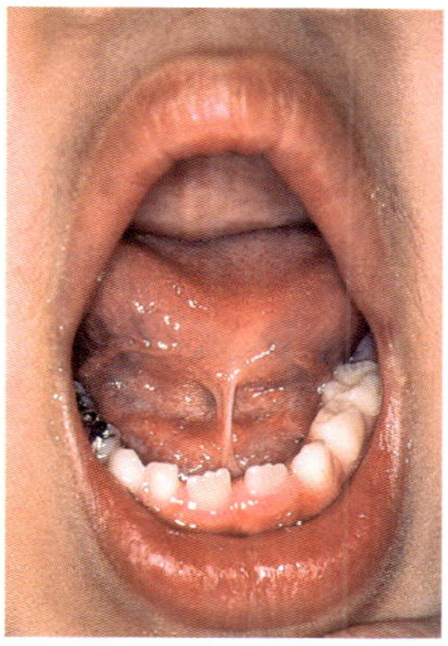	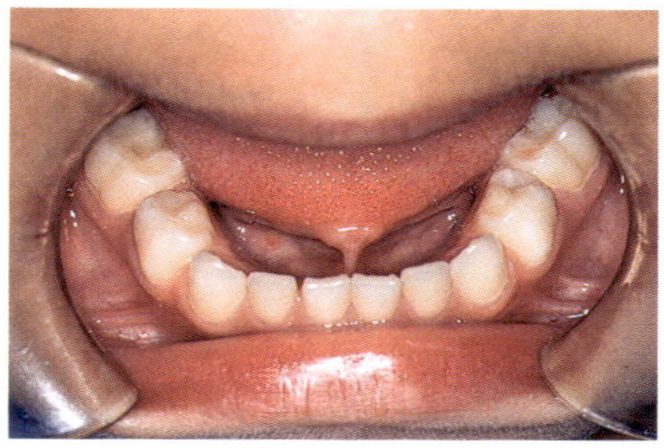

그림 3. 설소대 부착이상의 중증도의 분류. 최대개구량에 따른 혀 거상도에 따른 분류. (Nemoto 등, 2000.에서)[4]

표 5. 혀의 유의운동 기능 평가의 평가항목과 평가점(Ishino 등, 2001.에서)[5]

	① 혀 돌출	② 설첨 거상	③ 구각접촉	④ 구순 트레이스
0점	하악 전치까지 불가능	구개 방향으로 거상 불가능	구각접촉 불가능	입술을 빠는 것이 불가능
1점	하악 전치까지 가능	구개 방향으로 거상 가능	편측 구각접촉 가능	하순을 빠는 것이 가능
2점	하순 적순까지 가능	절치유두에 접촉가능	양측 구각접촉 가능	상순을 빠는 것이 가능
3점	하순 적순 이상 가능	포핑 가능	편측 구각에 수평으로 접촉 가능	하순을 정확히 빠는 것이 가능
4점	수평으로 돌출 가능	혀 전체로 혀 거상 가능	양측 구각에 수평으로 접촉 가능	상순을 정확히 빠는 것이 가능

혀 기본운동의 평가항목으로 ① 혀 돌출(전방운동), ② 설첨 거상(상방운동), ③ 구각접촉(좌우 방향 운동), ④ 구순 트레이스(설첨 제어) 등 4개 항목을 평가하여 항목에 따른 운동별 평가점으로부터 종합평가점을 산출한다. 또한 평가기준은 혀 운동 개선의 지표가 되어 혀 운동의 훈련에도 도움이 된다.

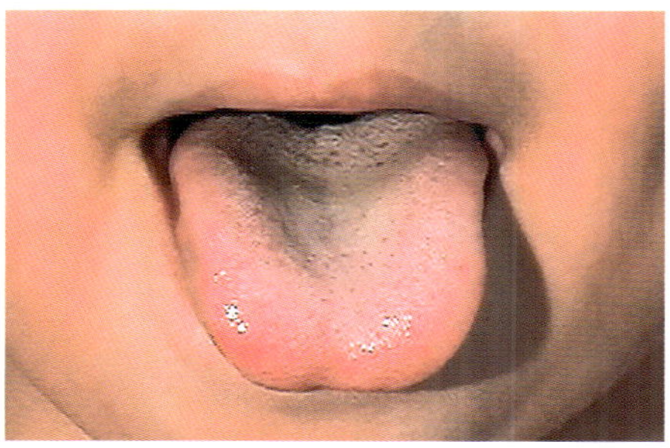

① 혀 돌출(3점)

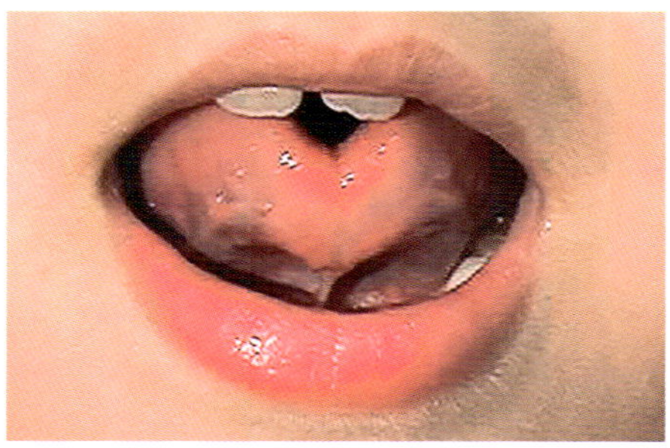

② 설첨 거상(1점)

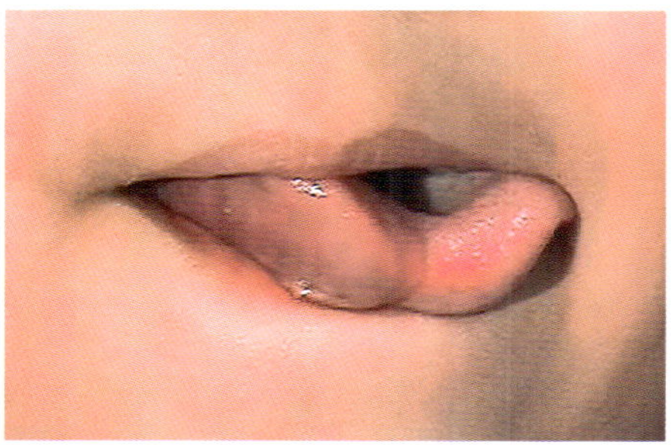

③ 구각접촉(0점)

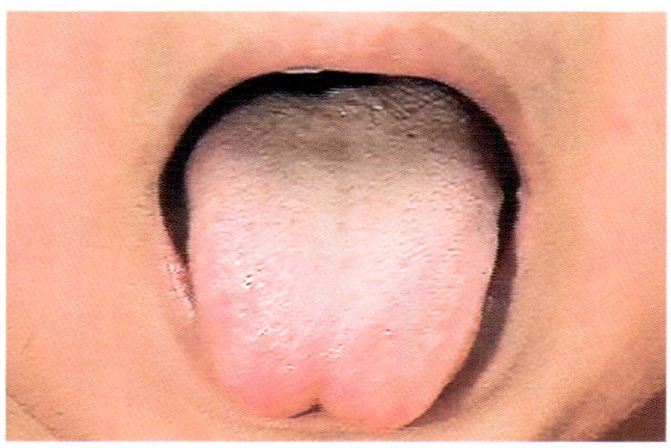

④ 구순 트레이스(1점)

그림 4. 혀의 유의운동 기능 평가의 예(중등도, 9세 남아).

Point

설소대 부착이상과 발음

설소대 부착이상 환자의 말하는 방법은 '입을 조금만 벌리고 말한다', '하악을 대상적으로 움직이면서 말한다', '말을 빨리 하려고 하면 발음이 불명확하다' 등의 특징이 보입니다. 발음 문제는 특히 '라'행 음에 많고, 빨리 말하려 하면 '다'행이 왜곡되는 경우가 많습니다. 또한 중증도별에 비교하면 경도에서는 치간음('사'행 음, '타'행 음 등)의 왜곡이 많이 보입니다. 이러한 발음 문제를 해결하기 위해서는 설소대절제술을 고려하는 경우도 있지만, 수술의 적응에 대해서는 우선 설소대 부착이상의 중증도(형태 문제)와 혀의 유의운동성의 정도(기능의 문제)를 명확하게 하는 것이 중요합니다.

➡ 설소대 부착이상에 대한 대응은 p.103, 제5장, Q8 참조

□ **비인강폐쇄기능부전이 없는지**

소리가 코에서(폐비음) 나오는 경우나 구개수열(그림 5)이 보이는 경우는 비인강폐쇄기능부전이 의심됩니다. 발음 시나 블로잉(내쉬는 동작) 시에 호기가 코에서 새지 않는지 확인합니다(그림 6, 7)

➡ 코에서 새는 경우의 대응은 p. 48 참조

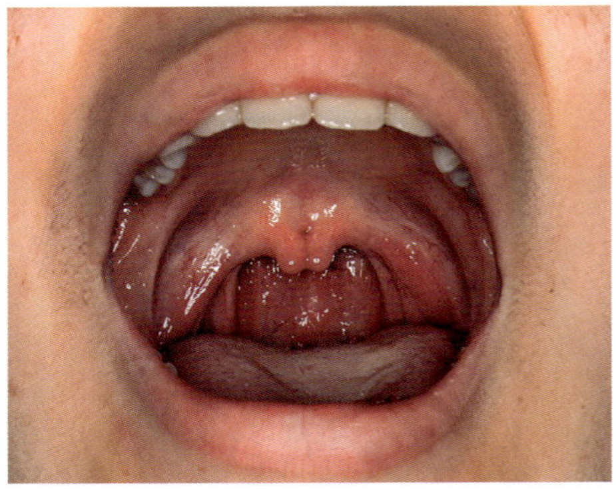

그림 5. 구개수열(점막하 구개열 증례).

Point

알아 둘 것—비인강폐쇄기능부전의 평가

- 준비할 것: 비식경, 컵, 빨대

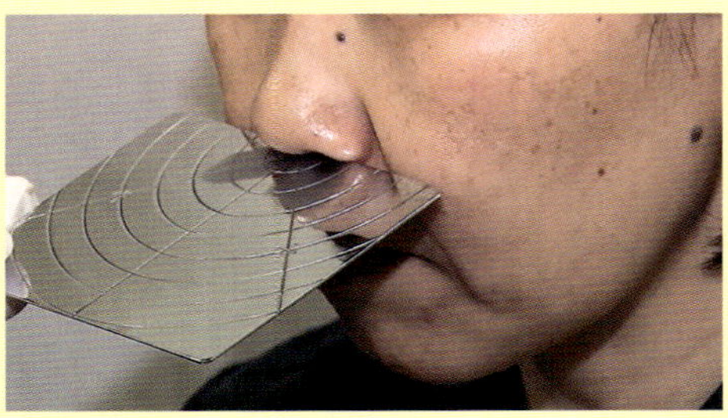

그림 6. 발음 시 호기비누출의 평가. 비강 아래에 비식경을 둔 상태에서 '아–아–아–', '이–이–이–', '파–파–파–', '사–사–사–' 하고 말하도록 하여 호기비누출의 유 · 무를 확인한다. 발음 시 비강경에 호기 시에 김이 서리면 비인강폐쇄기능부전이 의심된다. 발음 전 · 후의 비호흡에 영향을 받지 않도록 비강경을 대는 타이밍에 주의한다.

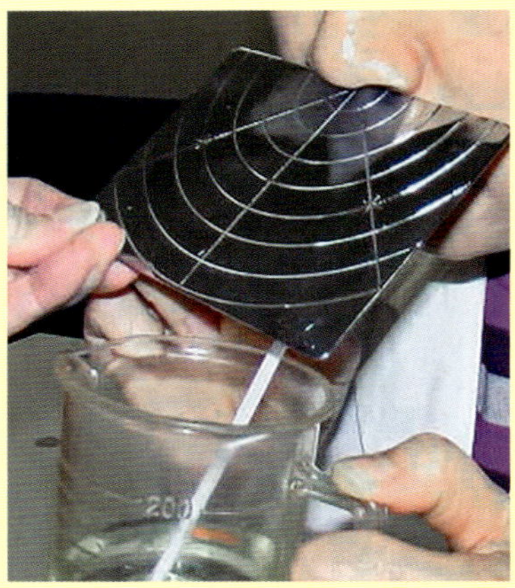

그림 7. 블로잉 시 호기비누출의 평가. 비공 아래에 비강경을 댄 상태에서 빨대로 컵의 물에 거품이 나도록 하여 호기비누출의 유 · 무를 확인한다. 블로잉 시에 비강경이 호기에 김이 서리거나 코를 막았을 때 지속시간이 길어지는 경우에는 비인강폐쇄기능부전이 의심된다. 빨대로 부는 것이 어려운 경우에는 나팔이나 부는 장난감을 사용하는 것도 좋다. 구순폐쇄부전이 있는 어린이의 경우에는 빨대 옆에서 호기가 새는 경우가 있으므로 주의한다.

Point

비인강폐쇄기능부전과 발음

우리들이 말하거나 음식을 삼킬 때 연구개가 거상되어 목의 뒷부분(비인강)을 폐쇄하고 호기나 음식물이 코로 새지 않는 구조로 되어 있습니다. 이러한 구조를 '비인강폐쇄기능'이라고 하며(그림 8), 발음 시나 연하 시에 비인강이 폐쇄되지 않고 코로 새는 상태를 '비인강폐쇄기능부전'이라고 합니다. 비인강폐쇄기능부전에서는 코로 새는 분명하지 못한 음(개비음), 흥얼흥얼하는 발음, 성문파열음(표 4-④) 등이 보이거나 입으로 숨을 쉬는 힘이 약해지거나 합니다. 구개열 술후의 예에서 보이는 경우가 있습니다만, 구강내에 뚜렷한 열이 보이지 않는 점막하 구개열이나 선천성 비인강폐쇄부전증이 의심되는 경우도 있으므로 주의가 필요합니다.

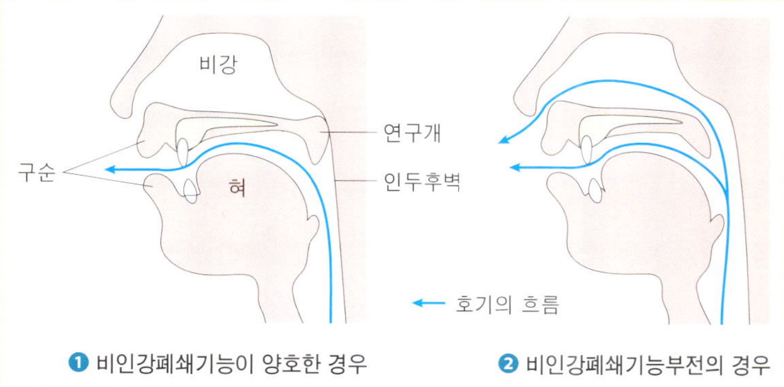

그림 8. **비인강폐쇄기능.** (Kato 등, 2012. 에서)[6]

발음 이외에서 관찰할 것

발음 이외의 문제는 발음 체크나 구강내 확인을 할 때 같이 관찰하면 좋습니다.

관찰로 Check

언어발달

- □ 들은 것을 이해하고 있는지
- □ 지시에 따를 수 있는지
- □ 간단하게 의사소통을 할 수 있는지

발달장애와 행동면

- □ 행동면에서 신경 쓰이는 점은 없는지(침착하지 않음, 시선을 맞추지 않음 등)

➡ 언어발달이나 발달이 늦는 원인이 있다고 여겨지는 경우에 대한 대응은 p. 50 참조

청력·이비인후과 질환 ➡ 청력 문제, 이비인후과 질환이 있는 경우에 대한 대응은 p. 50 참조

- □ 자주 되묻는지
- □ 뒤에서 부르면 바로 뒤돌아보는지
- □ 집에서 텔레비전이나 태블릿 단말기 음량이 크지 않은지
- □ 이비인후과 질환이 없는지

왜 그런 발음이 될까? 생각할 수 있는 원인과 지원방법

발음기관에 기질적인 문제가 있다.

- 치열·교합의 문제가 있다.
- 설소대 부착이상이 있다.
- 비인강폐쇄기능부전이 의심된다.

□ 치열·교합에 문제가 있다.

하악전돌 및 개교 증례에서는 치간음(p. 41, 표 4-⑤)이 보이는 경우가 있습니다. 발음 시에만 혀 돌출이 보이는 경우에는 형태의 영향이 크다고 생각되기 때문에 교정치료를 검토합니다. 교합이 개선되면 발음이 자연스럽게 개선되는 경우가 있습니다.

□ 설소대 부착이상이 있다.

발음 오류가 설소대 부착이상만 원인으로 생기는 경우는 거의 없습니다. 그러므로 혀의 형태뿐만 아니라 혀의 수의운동 기능이나 발음 기능 평가를 실시하는 것이 중요합니다(p. 43, 그림 3, 표 5). 발음 오류는 어린이의 발달과정에서 혀의 운동성과 컨트롤성을 습득하지 못했을 경우에 생긴다고 여겨집니다. 이러한 경우는 적극적으로 혀의 훈련을 실시합니다. 그 후 혀의 수의운등 기능에 대해 재평가하고, 필요하다면 설소대절제술을 실시합니다. 또한 수술 후에 반흔을 예방하기 위해 혀의 훈련을 시행합니다. 어린이에 따라서는 술전의 혀 훈련에 의해 가동역을 최대한으로 높임으로써 발음을 편하게 할 수 있게 되어, 말하는 것에 자신감을 가지게 되는 경우도 있습니다.

또한 혀의 수의운동 기능이 저하되어 있으면 섭식 기능도 저하됩니다. 섭식에 요구되는 것은 혀에 의한 식괴 이송이지만, 설소대 부착이상 환자에게서는 측방이나 후방으로의 이송이 어려워집니다. 이 때문에 구강 전방에 음식이 남아, 삼키기 어려운 식사 시에는 시간이 걸리는 것을 볼 수 있습니다.

설소대절제술 전·후에 추천하는 엑서사이즈

- 립트레이서(p. 85)
- 포핑(p. 86)

엑서사이즈에 대한 설명은 제4장 ② (p. 82~) 참조

➡ 설소대절제술을 시행하는 환자의 MFT 흐름은 p. 79~, 제4장 ①, Q8 참조

증례 (설소대절제술 전·후의 혀 훈련)

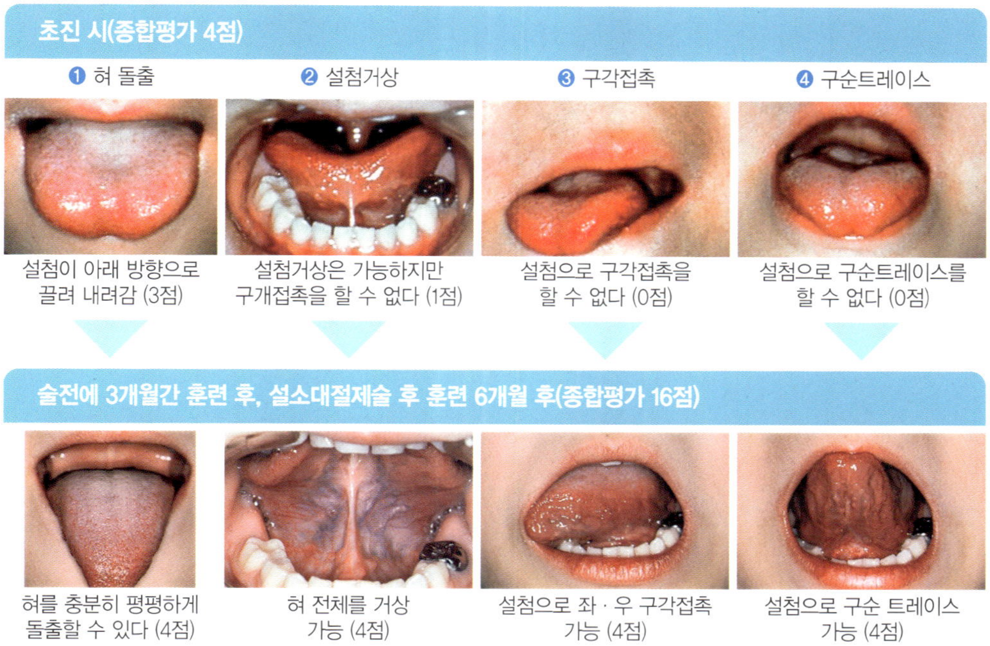

그림 9. 설소대 부착이상 예(6세 남아, 중등도)의 수술 전 · 후 혀의 수의운동 기능 평가 소견. (일본 구강근기능요법학회, 2014.에서)[7]

이 증례는 최대개구 시 혀의 거상도에 따른 분류(그림 3)에서 중등도로 분류되었다. 초진 시 혀의 수의운동 기능 평가(표 5)에서는 최대개구 지시하에 ① 혀 돌출(전방운동)에서는 설첨을 하순 적순부보다 내밀 수 있지만 하방으로 끌려 내려가서 3점, ② 설첨거상(상방운동)에서는 설첨을 구개 방향으로 거상 가능하지만 구개에 접촉할 수 없어서 1점, ③ 구각접촉(좌·우운동)에서는 양측 모두 설첨으로 구각에 접할 수 없어서 0점, ④ 구순 트레이스(설첨의 컨트롤)에서는 상·하 구순을 핥을 수 없어서 0점 등으로 종합평가점은 4점(그림 9 상단)이었다.

중등도 이상의 증례에서는 이와 같이 좌·우운동과 설첨의 컨트롤에 수의운동성 저하·불량이 보이는 경우가 있으며, 최대개구를 지시해도 개구량이 적은 경우가 많고, 발음에도 문제가 보인다. 설소대절제술의 적응은 혀 거상이 최대개구역의 1/2 이하라고 여겨지지만, 수의운동성이 습득되지 않고 저하되기도 하므로 우선 평가를 한 후에 최대개구에서 각각의 운동성 훈련으로 가동역을 확대시키고 수의운동성을 습득시키는 것이 중요하다. 1~3개월 정도의 혀 훈련 후 재평가를 실시하여, 수의운동성이 개선되어도 가동역의 제한이 명백한 경우에는 설소대절제술의 적응이 된다.

수술 후에는 재유착이나 반흔이 생기는 것을 막기 위해 조기(발수 후 바로)에 확대된 가동역으로 혀 훈련을 재개하고, 수술 후 3~6개월 정도 경과를 본다. 이 증례에서는 수술 전에 3개월간 훈련을 실시하여 수의운동성이 높아졌지만, 가동역의 제한이 명백하게 확인되었기 때문에 설소대절제술을 시행하였다. 수술 후에는 발수 후 바로 훈련을 재개하였다. 수술한 지 6개월 후의 혀 수의운동 기능 평가에서는 모든 평가점이 만점(그림 9 하단)이 되었고, 개구량도 늘어났고 발음·섭식 기능도 개선되었다.

□ **비인강폐쇄기능부전이 있다.**

후비루(비인강폐쇄기능부전)가 의심되는 경우에는 전문의료기관에서 검사가 필요합니다. 연령에 관계없이 구순구개열의 팀 의료를 실시하고 있는 의료기관으로 의뢰합니다.

혀 내미는 습관을 동반하는 경우

□ **혀 내미는 습관이 있다.**

발음할 때뿐만 아니라 안정 시, 연하 시에도 혀가 나오는 것이 보이는(혀 내미는 습관, 저위설을 동반) 경우(그림 10)에는 MFT를 시행합니다. MFT 지도 후에도 발음이 개선되지 않는 경우에는 언어 전문가에 의한 지도가 필요합니다.

안정 시, 연하 시에 혀 내미는 습관이 보이는 경우에 추천되는 엑서사이즈

- 스폿(p. 85)
- 포핑(p. 86)
- 오픈 앤 클로즈(p. 87)
- 껌 트레이닝(p. 88)
- 포스처(p. 89)

엑서사이즈에 대한 설명은 제4장 ② (p. 82~) 참조

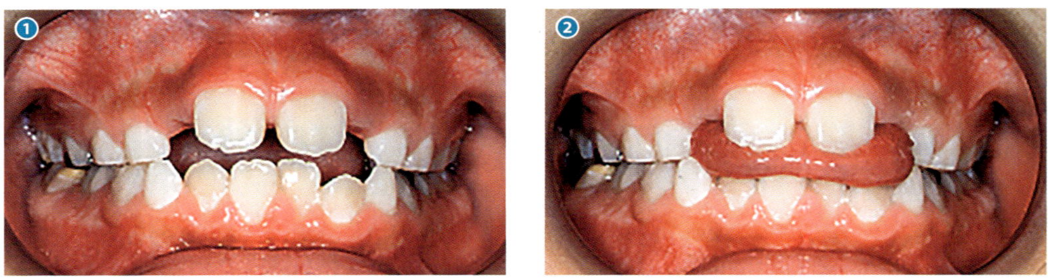

그림 10. 전치부 개교 증례. ① 안정 시 저위설, ② 연하 시 혀 돌출 습관.

발음의 발달과정에 있기 때문에 아직 발음할 수 없는 음이 있다.

- 발음을 획득하기에는 연령이 너무 낮다.
- 발음 획득 연령에 도달했는데도 아직 음 획득이 되지 않는다.

□ 발음의 경과 관찰을 하는 경우

5세 미만의 어린이에 대해서는 발음연습을 하지 않고 경과 관찰을 합니다. 발음은 저작·연하·호흡 등의 구강기능과 밀접한 관계가 있습니다. 구강기능 발달을 촉진하는 것은 발음 발달에도 좋은 영향을 줄 수 있습니다. 즐겁게 소리를 내면서 놀고, 입술 및 혀를 잘 움직일 수 있도록 하는 것은 매우 중요합니다. 잘 씹어 먹고, 소프트아이스크림이나 입 주위에 붙어 있는 음식 핥기, 나팔이나 피리 불기, 가글 등 즐기면서 할 수 있는 것을 일상의 놀이나 생활에 활용하도록 조언합니다.

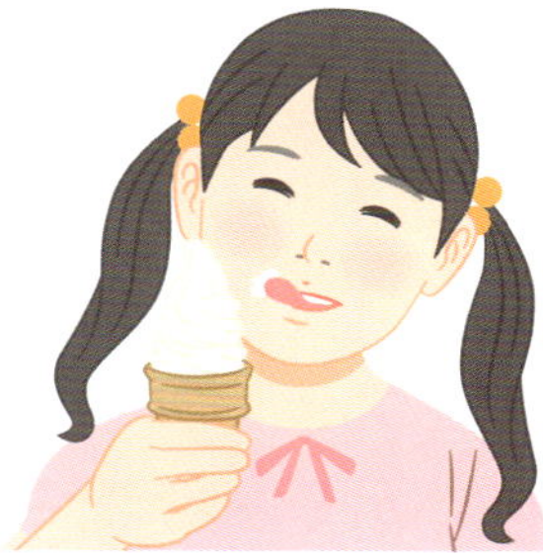

□ 전문가에 의한 발음 지도를 실시하는 경우

5세 정도가 되어도 발음 오류가 변하지 않는 경우에는 언어 전문가에 의한 발음 지도(구음 훈련)의 적응이 됩니다. 저연령이라도 자신의 발음이 상대방에게 잘 전달되지 않아 짜증이 나서 친구에게 행패를 부리거나, 집단생활에서 부적응 행동을 일으키는 경우, 본인이 발음에 신경이 쓰여서 말하지 않게 되어버리는 등 이차적인 심리적 문제가 보이는 경우에도 전문가와 상담하는 것이 좋습니다.

잘못된 발음의 '습관'이 학습되고 있다.

- 구개화구음이 있다(p. 41, 표 4-①).
- 측음화구음이 있다(p. 41, 표 4-②).
- 비인강구음이 있다(p. 41, 표 4-③).

이들 발음 오류는 자연스럽게 개선되지 않는 경우가 많아 전문적인 발음 지도를 받지 않으면 성인기에도 남아 있는 경우가 있습니다. **저위설이나 혀 내미는 습관을 동반하는 경우도 많지만, MFT에 의한 혀 훈련만으로는 발음할 때 혀 움직이는 '습관'이 개선되지 않습니다. 빨리 언어 전문가에게 소개하는 것이 좋습니다.**

발달지연·발달장애가 있다.

- 말수가 적다.
- 말의 이해가 어렵다.
- 친구 관계가 서툴다.
- 침착성이 없다, 가만히 있지 못한다.

발음 오류의 배경에는 발달지연이나 발달장애가 있는 경우가 적지 않습니다. 발달 문제가 의심되는 경우에는 소아과나 육아시설로 소개하거나 지역 보건 센터에 상담을 요청하는 것이 좋습니다.

청력 문제, 이비인후과 질환이 있다.

- 삼출성 중이염을 반복하고 있다(청력이 저하된 상태가 지속되고 있음).
- 알레르기성 비염 등 코가 막힌 상태가 지속되고 있다.

청력이 저하된 상태가 오랫동안 지속되면 발음의 발달에 영향을 줍니다. 또 알레르기성 비염 등에 의한 코막힘은 구순폐쇄부전이나 구호흡, 저위설, 혀 내미는 습관 등의 원인이 됩니다. 입술이나 혀의 바른 운동이 획득되지 않으면 발음에도 영향을 미칠 수 있으므로, 이러한 문제가 명백한 경우에는 이비인후과 진료를 받도록 촉구합니다.

치과에서 할 수 있다! 잘 발음할 수 있도록 구강기능의 토대 만들기

잘 발음할 수 있도록 구강기능의 토대를 만드는 것은 바른 구강기능과 혀 위치 습득, 바른 저작·연하 패턴의 습득을 위해 실시하는 것과 연결되어 있습니다. 발음에 필요한 입술이나 혀(설첨이나 혀 안쪽 등)는 다른 구강기능에도 중요한 기관입니다. 따라서 구강기능 전체를 기르는 것이 발음 발달에도 좋은 영향을 줍니다. '입을 다문다', '입을 다물고 먹는다', '어금니로 씹는다', '꿀꺽 삼킨다' 등을 할 수 있도록 조기부터 지도하도록 합니다. 또한 '크게 입을 벌리고, 꼼꼼히 양치를 한다', '부글부글 가글 연습'도 지도하도록 합니다.

발음 지도 등의 지원이 필요한 경우에는 '입을 크게 벌리는 연습', '혀를 '에–' 하고 편평하게 내미는 연습', '혀를 올리는 연습', '혀를 옆으로 움직이는 연습' 등 혀를 잘 컨트롤하여 움직이는 준비운동을 시킵니다.

구강기능의 토대 만들기를 위해 추천하는 엑서사이즈

- 립 트레이서(p. 85)
- 팝핑(p. 86)
- 오픈 앤 클로즈(p. 87)
- 껌 트레이닝(p. 88) 등

엑서사이즈에 대한 설명은 제4장 ② (p. 82~) 참조

말하기 기능이 어려운 경우—정리

발음은 구강기능의 일부입니다. 저작·연하·호흡 등 다른 여러 가지 구강기능의 발달은 발음 발달에도 크게 연관되어 있습니다. 입술이나 혀 등 발음에 필요한 기관이 잘 움직일 수 있게 되면 올바른 발음이 자연스럽게 획득될 수 있습니다. 또 발음 지도 전에 올바른 입술과 혀의 안정위나 저작, 연하 패턴이 몸에 배어 있으면, 발음 지도가 부드럽게 진행될 수 있습니다. '구강의 스페셜리스트'인 치과의사나 치과위생사가 발음 지도 시작 전 구강기능 전체 육성을 담당하고, '말의 스페셜리스트'인 언어청각사나 초등학교의 언어통급지도 교실의 교사 등이 실제의 발음 지도를 담당하는 것과 같이, 각각의 전문성을 살린 팀 어프로치가 중요합니다.

또한 발음 문제에는 구강의 형태나 기능, 지적발달이나 언어발달 등 여러 가지 요인이 관계되기 때문에 치과의 전문 범위만으로는 대응할 수 없는 경우도 있습니다. 발음 오류의 배경에 질환이 있는 것은 아닌지 의심하고, 궁금한 문제가 있는 경우에는 전문기관에 연결합니다. 그러기 위해서는 치과, 이비인후과, 소아과, 언어 전문가, 육아시설이나 교육기관 등의 전문가 등 항상 연계할 수 있는 네트워크를 가지는 것이 중요합니다.

제 2 장

알아 두면 좋은 구강습관

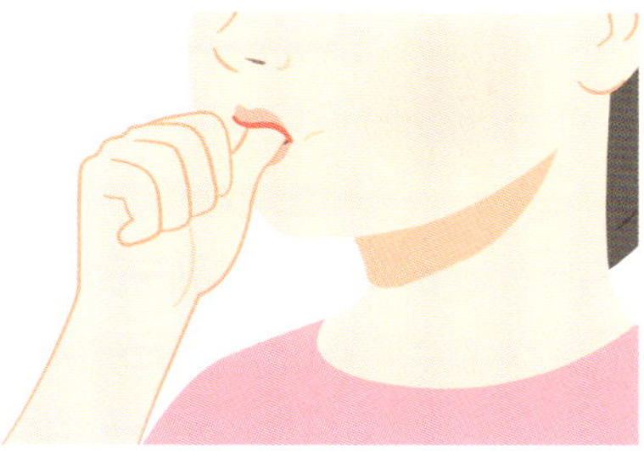

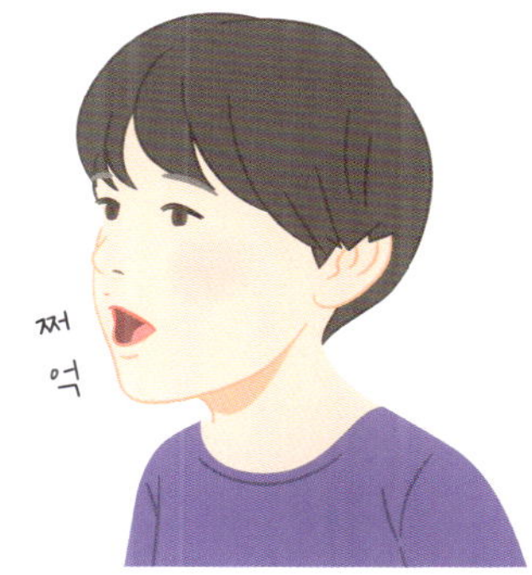

여기서는 구강기능과 관련이 깊은 구강습관에 대해 해설합니다.

알아 두면 좋은 구강습관

Takahashi Shigeki (다카하시교정치과의원)

구강습관과 그 관련성을 알다.

대표적인 구강습관에 대해 설명합니다. 하지만 각 습관은 독립되어 있다기보다는 서로 연관되어 있는 경우가 많다고 여겨집니다(그림 1). 혀를 비롯한 구강주위근이나 자세 또는 치열, 교합에 대해서도 아울러 관찰함으로써 환자가 가지고 있는 구강습관의 실태에 대해 보다 정확하게 파악할 수 있습니다. 그러기 위해서 시야를 넓혀 관찰·진단하는 것이 중요합니다.

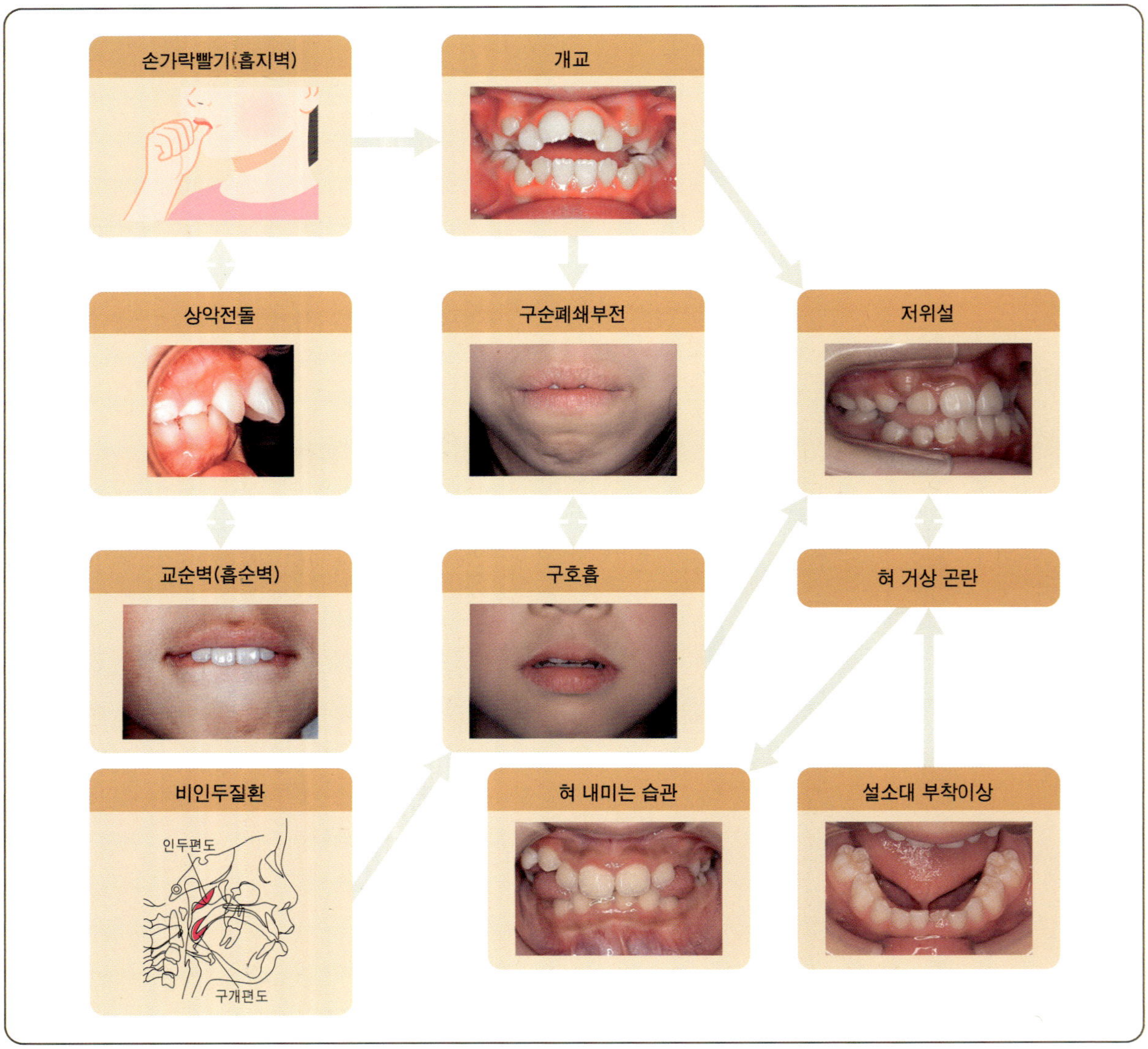

그림 1. 구강습관과 그 상관.

대표적인 구강습관

● 혀 내미는 습관

저작으로 식괴로 형성된 음식은 혀를 구개에 눌러 붙이는 움직임으로 인두로 보내지게 됩니다. 그러나 연하 시 혀 내미는 습관이 있는 환자의 경우에는 혀를 구개에 눌러 붙이는 것이 아니라, 상·하악 전치 공극으로 혀를 내밀거나 상·하악 전치를 밀어내면서 연하하는 경우가 흔합니다. 혀 내미는 습관은 가장 검사가 용이한 구강습관이지만, 연하 시에 입술을 폐쇄하기 때문에, 검사 시에는 입술을 치경(dental mirror)으로 제거하여 관찰할 필요가 있습니다(그림 2).

전치부 개교는 전형적인 혀 내미는 습관이 관찰되기 쉬운 상태로 연하 시에도 상·하악 전치 공극으로 혀가 나오는 모습을 관찰할 수 있습니다. 그러나 혀 내미는 습관이 원인으로 개교가 발생한 것이 아니라, 이른바 손가락빨기(흡지벽)에 의해 발생한 개교가 원인이 되어 연하 시에 혀 내미는 것이 유발되는 경우도 많다고 생각됩니다. 형태를 이유로 습관이 생기는 것인지, 습관에 의해 형태 이상이 생기는 것인지의 인과관계는 명확하지 않습니다.

충치 등에 의한 다수 유전치의 조기상실도 혀 내미는 습관의 원인이 됩니다[1]. 또한 편도비대 등과 관련하여 하악을 내리면서 혀를 전방으로 돌출시키는 경우도 있어[2], 이 경우는 교합하지 않고 연하하게 됩니다. 혀 내미는 습관과 관련된 교합은 전형적으로 개교뿐만 아니라, 상·하악 전돌이나 반대교합에서도 관찰됩니다[1].

한편, 발음 시에 보이는 혀 내미는 습관이 구음에 영향을 미치는 것은 알려져 있습니다만[3], 이것은 관찰에 의해 용이하게 구별할 수 있다고 생각됩니다.

이와 같은 연하나 구음 등의 기능을 할 때뿐만 아니라 안정 시에도 구순이개와 함께 혀 내미는 습관이 보이는 경우가 있습니다. 안정 시 혀 내미는 습관에 대해서는 환자가 어느 정도 이완된 상태에서 일정 시간 동안 관찰함으로써 알 수 있습니다.

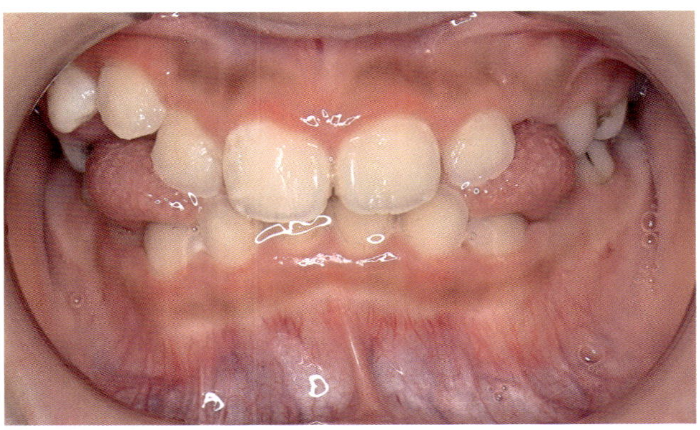

그림 2. 양측성 혀 내미는 습관.

구호흡

코 질환 등에 의해 비강통기도가 저하되면 사람은 입술을 벌리고 입으로 호흡하게 됩니다. 호흡하지 않으면 생명을 유지할 수 없으므로 이 행동은 당연한 것입니다. 따라서 코 질환 치료는 구호흡 개선에는 필수입니다. 그러나 코 질환의 개선 여부와 관계없이 구호흡이 습관화되어 버린 것 같다고 생각되는 증례를 우연히 만나는 경우도 있습니다(그림 3).

구호흡과 구강기능의 관련에 대해서는 인두편도비대(아데노이드), 구개편도비대를 무시할 수 없습니다. 인두편도비대는 코로 호흡이 어렵기 때문에 구호흡이 되는 경우가 있고, 구개편도는 구호흡에 의해 더욱 악화되는 경우가 있습니다[4]. 편도비대는 구강습관과 관련되는 경우가 많고, 편도비대 악화는 구강주위근의 균형에 좋지 않은 영향을 줍니다. 또한 구호흡 시에는 입술을 다물지 않는 것뿐만 아니라 개교가 발생한다고 보고되고 있습니다[4].

이와 같이 언제나 입을 벌리고 있으면 소아기의 악안면 성장에 영향을 미쳐, 이른바 아데노이드 얼굴*의 원인이 된다는 것이 오래전부터 시사되고 있습니다. 구호흡에 동반하여 하악이 열리는 것으로 저위설이 만성화됨과 동시에 구순폐쇄부전이 발생함으로써 치열에 미치는 힘의 불균형이 발생하는 경우가 있습니다.

또한 개교에 따른 턱 위치의 변화로 혀가 저위되는 것에 의해 혀 위치에도 영향을 미칩니다. 즉 개교와 함께 구개에서 혀까지의 거리가 멀어짐으로써 저위설이 생기게 됩니다. 이러한 저위설은 날마다 임상에서 빈번하게 경험하는 것이지만, 해부학적 관점뿐만 아니라 악설반사에 의한 반사라는 신경생리학적 관점으로부터도 그 메커니즘의 일단이 확인되고 있습니다[5].

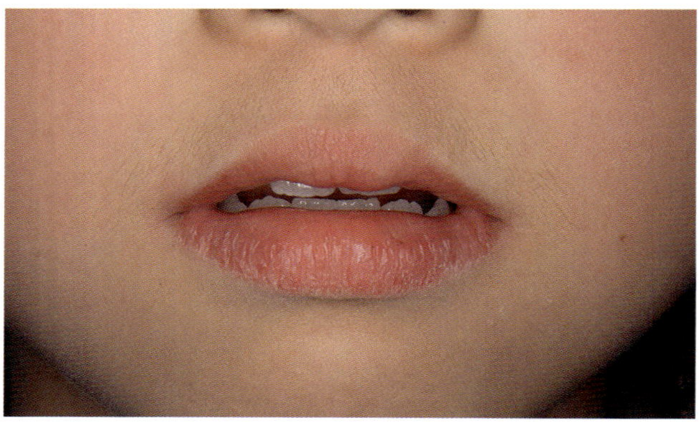

그림 3. 구호흡 환자의 구순이개. 이 환자의 경우, 그림 4와 같은 치아 돌출은 없지만 안정 시의 구순폐쇄부전을 보인다. 구호흡을 하고 있는지의 판별이 엄밀하게는 어려운 경우도 있지만, 안정 시에 구순폐쇄를 달성하지 못한 것이 치열에 대한 근압 밸런스라는 관점에서 문제라고 생각된다.

*__아데노이드 얼굴__: 인두편도의 증식비대(아데노이드)에 의한 구호흡을 장기간 계속하는 것이 보인다. 상악치열 협착, 상악 전치부 순측경사, 안면고경 및 하악하연평면각 증대 등을 동반한 안모[6]

구순폐쇄부전

구순은 특별히 힘을 주지 않아도 치아가 노출되지 않고 자연스럽게 폐쇄되며 호흡은 비호흡을 하는 것이 정상입니다. 그러나 치아 위치 등 형태적 원인에 의해 자연스러운 구순폐쇄가 획득되지 않는 상태가 구순폐쇄부전입니다. 형태적 원인에는 앞서 말한 것처럼 구호흡을 동반한 턱 위치의 변화 및 그에 따른 골격성 변화뿐만 아니라, 이른바 상·하악전돌 등의 부정교합도 원인이 됩니다(그림 4).

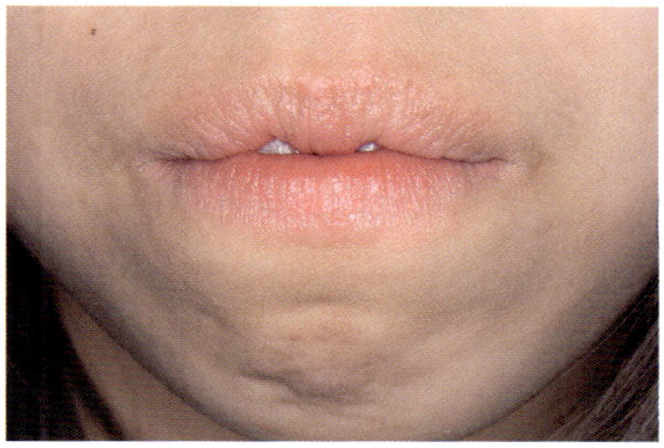

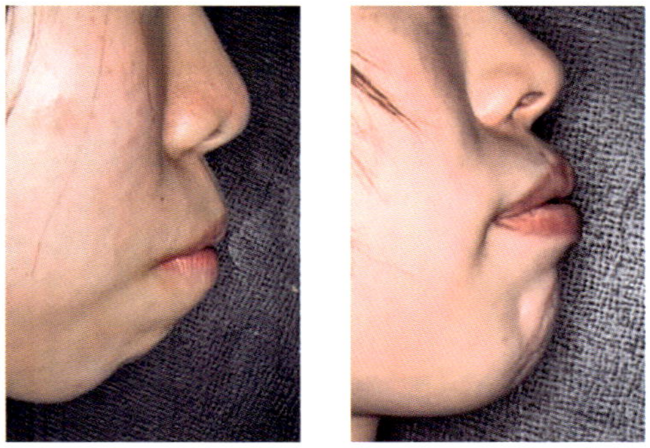

그림 4. **상 · 하악전돌에 기인하는 것으로 보이는 구순폐쇄부전.** 상 · 하악 치아가 전방으로 돌출되어 있어, 입술에 힘을 주지 않으면 다물기 어렵다. 이부에는 현저한 긴장감이 보인다. 이러한 증례에서는 구순폐쇄력이 약한 것이 원인이 아니라는 인식이 매우 중요하고 형태 개선이 우선시되어야 한다.

형태적 원인에 의해 구순폐쇄부전이 생긴다고 한다면 형태적 문제를 해결하는 것을 전제로 구순폐쇄부전을 개선하는 것이 바람직하다고 생각합니다(제1장 ②, p. 28~ 참조). 많은 구순폐쇄부전이 형태적 원인으로 발생하고 있는 것을 생각한다면, 단순히 구순폐쇄력을 강화하여 구순폐쇄부전을 해결하는 것으로 좋은 결과를 얻을 수는 없을 것입니다.

한편, 교정치료에 의해 형태적인 문제가 해결되었다고 하더라도 형태적인 문제가 개선되기 이전의 구순폐쇄 시 근육의 사용 방법이 습관으로 남아 있는 경우도 적지 않아, 이러한 경우에는 MFT의 엑서사이즈가 매우 유용하여 기능적 문제뿐만 아니라, 구순의 형태도 크게 개선되는 경우가 있습니다(p. 30~, 제1장 ②, '늘 입을 벌리고 있는' 어린이에게 추천하고 싶다! '원 포인트 MFT' 참조)[7].

저위설

다른 구강습관에 대해서는 그 정의가 애매한 부분이 있지만, 그중에 저위설은 특히 정성적인 방법을 사용하는 경우가 많습니다. 필자의 경우, 안정 시의 혀 위치는 안정공극을 유지한 채로 설배가 가볍게 구개에 닿아 있는 상태를 목표로 하고 있습니다만, 실제로 확인할 수는 없습니다. 또한 저위설 환자의 대부분은 혀 위치 등을 스스로 평가하는 것이 어렵고, 설배가 어디에 있는지에 대해서도 '잘 모르겠다'고 답을 하는 경우가 많이 있습니다.

이른바 안정 시의 혀 위치를 평가하는 것은 곤란하고 임상적으로는 구강내에서 혀의 긴장이 부족한 양상이나 혀 거상이 어려운 경우, 혀 돌출 연하 등의 증상과 함께 측면두부 X선 규격사진에 의한 설배 위치나 설골 위치 등을 참고로 '저위설'이라고 판단하는 경우가 있습니다(그림 5, 6). 또한 치과교정치료를 목적으로 측면두부 X선 규격사진을 촬영하는 경우는 교두감합위로 촬영하기 때문에 안정 시의 평가가 되지 않는 것에 주의해야 합니다.

저위설이 단독 증상으로 인정되는 경우는 거의 없으며, 다른 습관과 함께 인정되는 것이 대부분입니다. 또한 저위설은 구호흡이나 구순폐쇄부전과 관계가 깊다고 생각됩니다. 이것은 구호흡 및 구순폐쇄부전을 동반한 개교가 물리적으로 혀 위치가 구개에서 떨어져서 움직이는 것에 더해, 개교에 동반된 저작근의 활동 저하가 설근의 활동에도 영향을 준다는 것이 생리적으로 확인되고 있기 때문입니다[5].

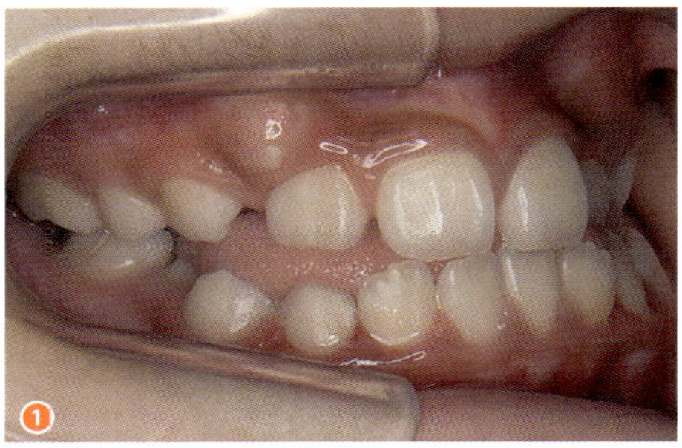

① 구강내 사진에서 설첨이 하악 전치부 설측에 위치하고, 측연도 저위에 있는 것을 확인할 수 있다.

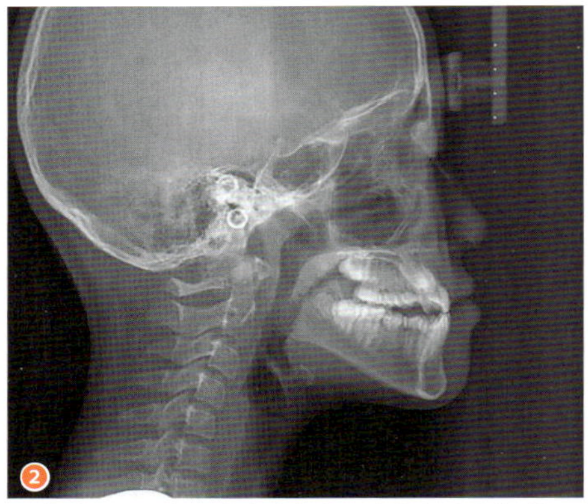

② 측면두부 X선 규격사진에서도 설배가 저위에 있는 것을 확인할 수 있으며, 설골도 하악하연평면으로부터 하방, 저위에 위치하고 있는 것을 알 수 있다. 그러나 이것은 정량적인 소견이 아니며 구강내 사진, 측면두부 X선 규격사진 모두 교두감합위에서의 촬영이므로, 폐구근의 활동에 수반하는 설근의 활동에 의한 혀 위치나 혀의 형태가 영향을 받고 있는 것은 부정할 수 없으므로 종합적으로 진단을 실시하는 것이 중요하다.

그림 5. 저위설.

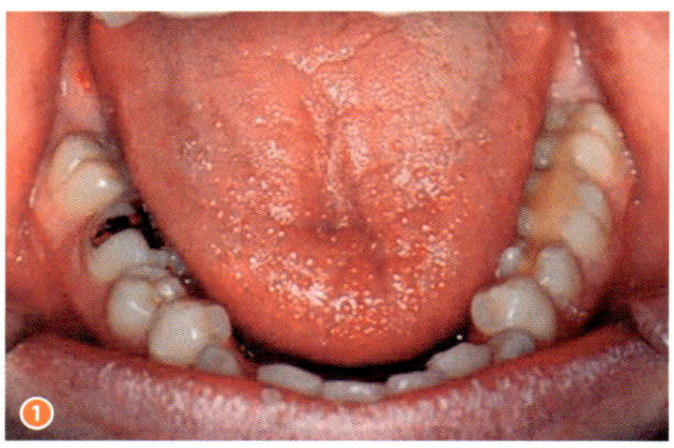

① MFT 지도 전. 개구시킨 상태에서 혀가 긴장하지 않고 축 늘어져 일부가 치열에 겹쳐 있다.

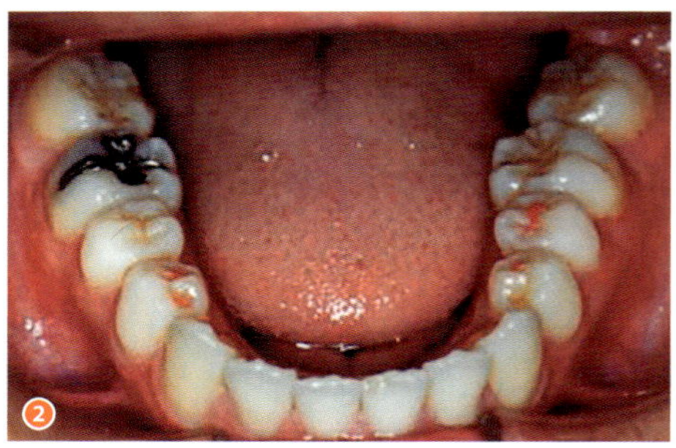

② MFT 지도 후. 혀가 약간 긴장하여 하악 치열 내에 자리 잡은 상태. 마치 새우등이 좋은 자세로 변화한 것 같다.

그림 6. 저위설 환자에 대한 MFT 지도 전 · 후.

● 손가락빨기(흡지벽)

손가락빨기 자체는 적어도 유아에게는 나쁜 습관이라 할 수 없습니다. 유아에게 손가락빨기란 생리적이고 성장·발달기에 의미가 있는 행위이며, 나쁜 습관이 아니라고 여겨지고 있습니다[1]. 그러나 4~5세를 넘어 손가락빨기가 잔존하여 습관화되는 경우가 많으며, 이에 기인하는 부정교합으로 이어지기 쉽다고 알려져 있습니다[8].

습관화된 손가락빨기가 개교나 상악전돌, 유구치 교차교합의 원인이 되는 것에 대해서는 많은 보고가 있습니다(그림 7)[1,9,10]. Kuroda는 흡인 시의 구강내압이나 설압, 근활동의 연구에 의해 흡인 시 손가락 개재에 의해 치조골의 성장억제, 상악 전치부의 높은 설압, 구강내음압, 협부의 협착, 이부의 긴장 등이 부정교합의 원인이라고 하였습니다[10].

손가락 빠는 습관이 있는 환자에 대한 대응은 p. 98, 제5장 '보호자에게 설명할 수 있는 구강기능·구강습관 Q&A' Q1에서 설명합니다만, 정신적인 문제가 크게 관여하는 습관이라는 것을 알아둡시다.

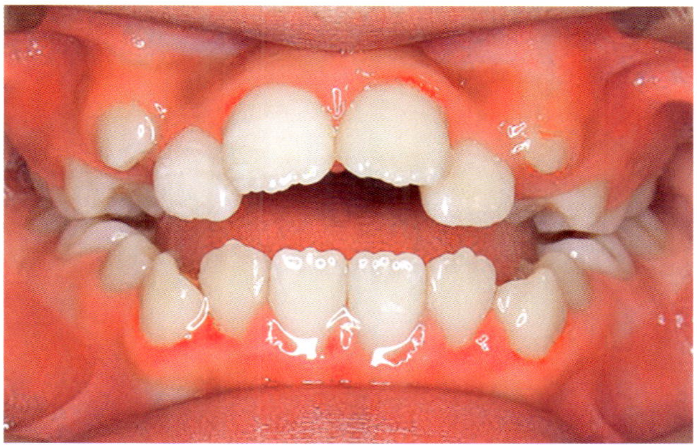

그림 7. 손가락빨기에 의한 개교. 손가락빨기가 잔존하고 있어 손가락빨기에 기인하는 전치부 개교라고 진단하였다. 이러한 개교 증례에서는 연하 시 혀 돌출이 발생하는 경우가 많으며, 연하 시에 힘이 가해져 개교를 악화시킨다고 추측된다.

● 교순벽(흡순벽)

교순벽은 과도한 오버젯 등으로 생긴 상·하악 전치 사이에 하순을 깨물어 넣는 습관입니다(그림 8). 또한 입술을 말아 넣는 것 같은 습관이 있는 환자를 보는 경우도 있습니다(흡순벽).

교순벽의 경우는 상·하악 전치 사이에 하순을 말아 넣음으로써 하악 전치가 설측으로, 상악 전치는 순측으로 이동하는 힘으로, 전치부 오버젯이 증가하거나 개선이 어려워집니다. 한편으로, 이 습관이 생기는 이유로 과도한 오버젯이라는 형태가 관여한다고 생각됩니다. 과도한 오버젯이라고 여겨지는 교순벽을 가지고 있는 소아에 대해 형태 개선을 실시한 후 습관 개선이 효과적이었다는 보고가 있습니다[11]. 이는 과대한 오버젯이 교순벽의 출현에 관여한다는 가능성을 시사합니다.

또한 교순벽은 심리적 요인이 관련되어 있어[12], 동일하게 심리적 요인이 관여하는 손가락 빠는 습관이 오버젯을 나쁘게 만들 가능성이 있는 습관이라는 점에서도 교순벽과 흡지벽이 같이 있는 가능성도 적지 않다고 생각됩니다.

한편, 교순벽과 반대로 상순을 말아 넣음으로써 상악 전치의 설측경사가 생기는 등, 입술을 말아 넣는 것에 의해 치축의 변화가 생긴다는 의견도 있습니다[13]. 다른 습관이라도 비슷하지만 치과의사가 환자와 만나는 시간은 짧아서 그 외의 많은 시간 동안에 일어나는 습관에 의해 형태 변화가 생기는 가능성이 높기 때문에, 전치 치축 소견과 함께 습관을 확인하는 것이 중요하다고 생각됩니다.

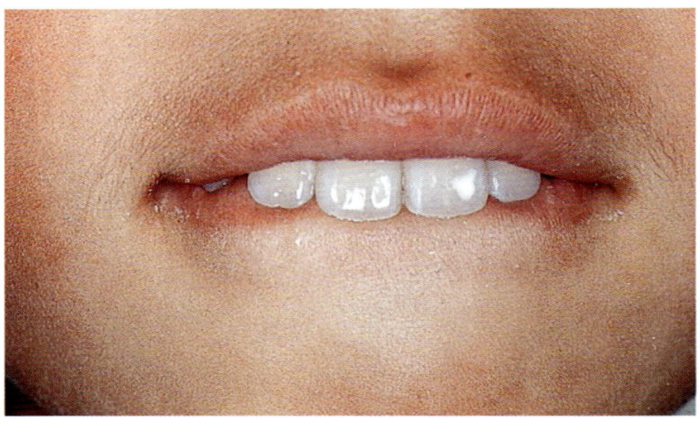

그림 8. 교순벽. 상악 전치의 전돌과 함께 하악 전치와 상악 전치 사이에 하순을 깨물고 있다. 이러한 상태에서 입술을 빠는 듯한 힘이 가해지는 경우도 있다. 하순에는 상악 전치 설측면 자국이 있는 경우도 있으며, 이 습관에 의해 전치의 오버젯이 악화될 가능성이 있다.

구강습관과 관련된 설소대 부착이상

설소대 부착이상은 혀의 가동역에 제한을 일으키기 쉽고, 발음이나 섭식 등의 기능장애를 일으키기 쉽다고 여겨지고 있습니다. 간단한 판별법으로 Kaneko 등은 혀를 내밀었을 때 설첨이 하트형으로 갈라지면 수술 대상이 된다고 하였습니다(그림 9)[14]. 혀 운동이 크게 방해되는 경우나 발음에 문제가 생기는 경우는 외과처치에 의해 개선을 기대할 수 있습니다. 이때 발음에 문제가 보이는 경우는 말의 전문가와 연계하는 것이 매우 중요합니다(p. 36~, 제1장 ③ '말하는 기능이 어려운 경우' 참조). 설소대 부착이상의 대부분은 혀 거상이 곤란한 저위설을 보이고 혀의 가동역이 작습니다만, 치열에 대한 근압의 이상을 주는 경우가 아닌 경우에는 반드시 절제할 필요가 없고, MFT에 의한 가동역을 높이는 것만으로도 충분한 증례도 적지 않습니다. 따라서 MFT의 관점에서 보면 절제의 판정은 치열·교합의 상태를 포함하여 판단하는 것이 중요합니다.

설소대 부착이상 환자는 혀 거상이 잘 안 되는 경우가 많고, 설소대절제술을 시행하는 경우에는 절제후의 유착을 방지하기 위해 사전에 혀 거상이 가능하도록 해두는 것이 술후의 재유착을 피하기 위해 필요하다는 의견이 있습니다. 재유착은 구강외과의의 기량이나 병태에 따라서 좌우되기 때문에 잘 연계해두는 것이 매우 중요합니다.

➡ 설소대절제술 전·후의 MFT, 혀 훈련에 대해서는 p. 46~, p. 79~ 참조
➡ 설소대 부착이상에 대한 대응은 p. 103, 제4장, Q8 참조

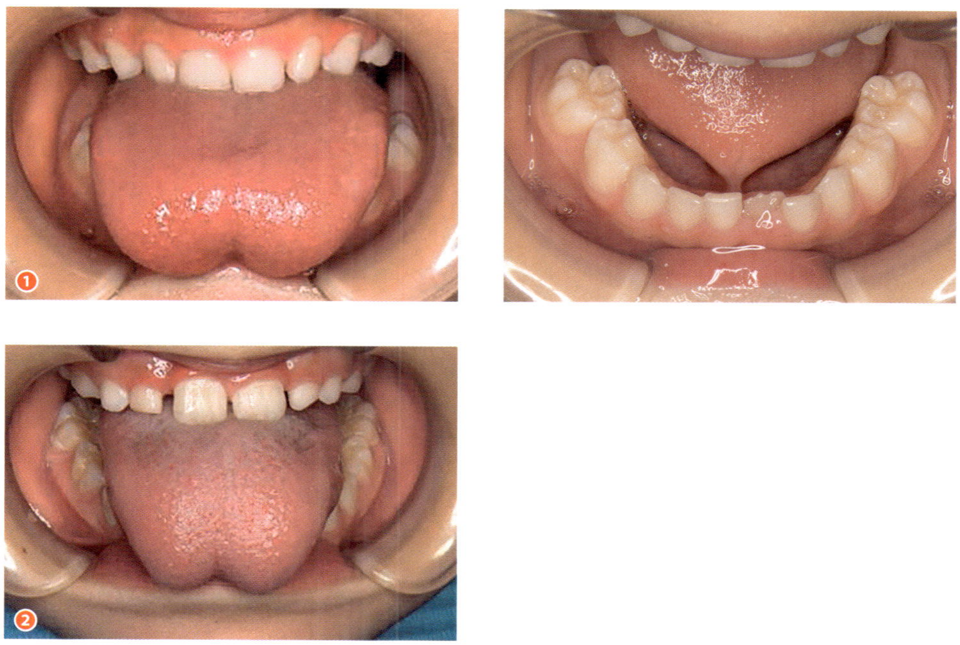

그림 9. 설소대 부착이상. 외과적으로 설소대 부착이상을 개선할 예정인 증례. 모두 혀의 전돌 시에 하트형으로 갈라지는 것이 보이고, 거의 설첨에 가까운 위치까지 설소대가 부착되어 있다.

Column

'습관'과 부정교합의 관계

Yamaguchi Hideharu (야마구치치과·교정치과)

● '습관'이란?

구강습관의 하나인 손가락 빠는 습관(흡지벽)의 경우, 엄지손가락을 유치열부터 영구치열이 될 때까지 장기간 빨게 되면, 상·하악 전치부가 물리지 않는 개교가 되는 경우가 있습니다. '습관'이란 일상생활에서 얼굴이나 상·하악골의 성장에 악영향을 주는 습관을 말하며, 턱을 괴는 습관이나 엎드려 자는 습관 등을 말합니다. 이러한 습관을 매일 장시간, 장기간 하면 구강습관과 같이 얼굴이 변형되어 좌·우비대칭이 되고, 흉추가 측방으로 구부러지는 경우가 있습니다.

● 습관과 악안면에 대한 영향

이러한 자세를 하고 있는 경우에 어느 정도의 측방압이 걸리는지 측정해 보았습니다. 이불 위에 엎드려 잘 때, 손의 배면에 계측기를 두고 이불을 올려놓은 상태에서는 44N, 옆으로 자는 상태에서 상완부에 34N, 책상에서 옆으로 엎드려 자는 상태에서는 상완부에 25N, 턱을 괴고 책을 읽는 상태에서는 20N이 측정되었습니다. 이러한 압력이 성장기 어린이의 안면에 직접 가해지고 있는 것이므로, 매일 장시간에 걸치거나 수년간 지속된다면 상·하악골은 점점 변형이 일어나 부정교합이나 안면비대칭인 상태가 되는 경우도 있습니다. 또한 동물실험에서 성장기 쥐의 하악골에 측방하중을 가하면 하악골은 응력에 따라 측방으로 변위되어 하악의 정중은 상악에 대해 크게 변위되었습니다. 이러한 연구로부터 안면에 측방하중이 가해지면 악골이 변형되고 비대칭 안모가 되는 것을 알 수 있었습니다[1,2].

그 외의 습관으로 턱을 괸 채로 텔레비전을 보거나, 무거운 짐이나 숄더백 같은 것을 항상 같은 손으로 들거나, 앞으로 기울어진 채로 또는 신체를 굽힌 채로 작업을 하는 등이 있을 수 있습니다. 이것을 성장기 동안 생활습관 중에 매일, 장시간, 장기간에 걸쳐 하게 되면 턱이나 얼굴에 강한 힘이 가해지게 되어, 교합 상태를 악화시켜 부정교합이나 상·하악 정중선 변위를 일으킬 수 있습니다.

이러한 습관에 의한 부정교합이나 안면비대칭을 예방하기 위해서는 매일 생활에서 바른 자세위를 유지하도록 하고 손가락을 좌·우 균등하게 사용하도록 하는 것이 중요하겠습니다.

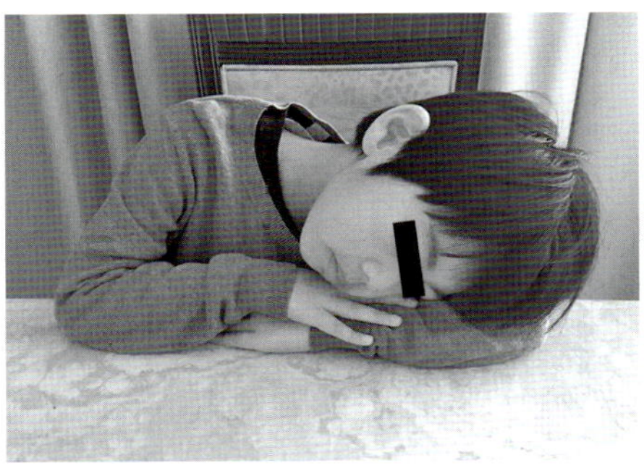

그림 1. **수면 습관.** 얼굴의 편측(좌측)에 응력이 가해지고 있다.

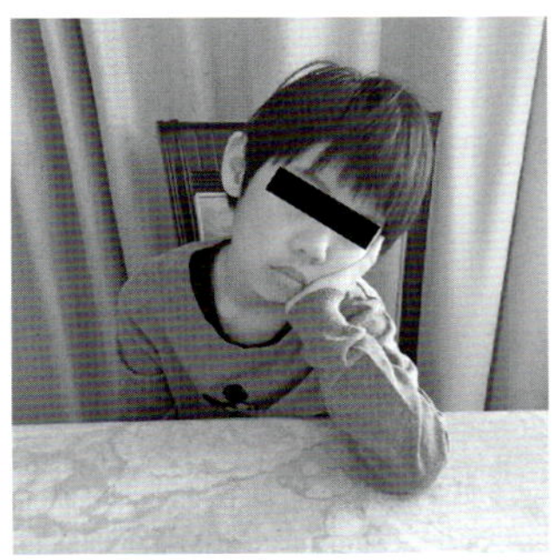

그림 2. **턱 괴기.** 공부 중이거나 텔레비전을 볼 때 턱을 굄으로써 하악을 좌측에서 우측으로 틀어지게 한다.

제 3 장

구강기능과 MFT

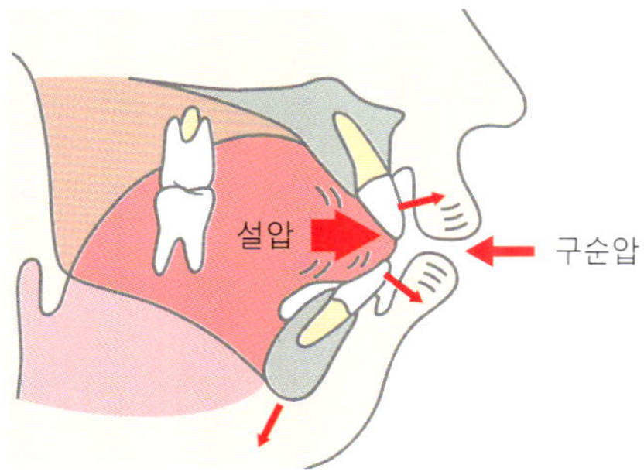

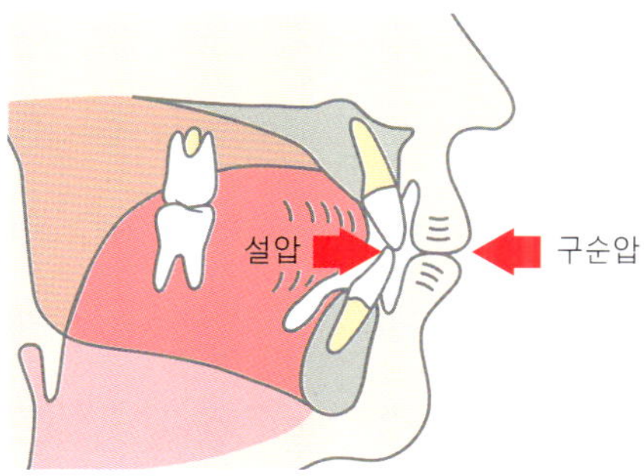

□ 구강근기능요법(MFT)이란 어떤 것인가?
□ 구강기능과 MFT의 관계에 대해 소개합니다.

구강기능과 MFT

Takahashi Osamu / Takahashi Miyako (다카하시교정치과 클리닉)

MFT란?

● MFT를 하는 목적

MFT(구강근기능요법, oral myofunctional therapy)는 '치열을 둘러싼 구강주위근의 기능을 개선하는 훈련법'입니다[1,2]. MFT는 지금까지 부정교합 발생이나 교정치료의 재발 원인이 되는 '혀 습관', '이상연하습관', '저위설' 등 구강주위근의 기능장애(orofacial myofunctional disorders, 구강안면근기능장애)를 다루는 분야로 발전해 왔습니다. 즉 '치아에 가해지는 근압을 적정화하고, 치열·교합의 바른 형태를 유지하기 위한 환경을 얻는 것'이 MFT의 본래 목적입니다(그림 1)[3-5].

치열의 외측에는 입술이나 뺨, 내측에는 혀가 있습니다. 항상 입술이 벌어져 있거나, 혀가 치열 밖으로 나오거나 하면(그림 2), 근육로부터의 압력에 의해 치아가 바람직하지 않은 방향으로 이동합니다. 또한 교정치료를 해도 근육으로부터의 압력이 그대로인 상태라면, 치아가 원래 위치로 돌아가게 됩니다. '형태'와 '기능'은 항상 서로 관련되어 있습니다.

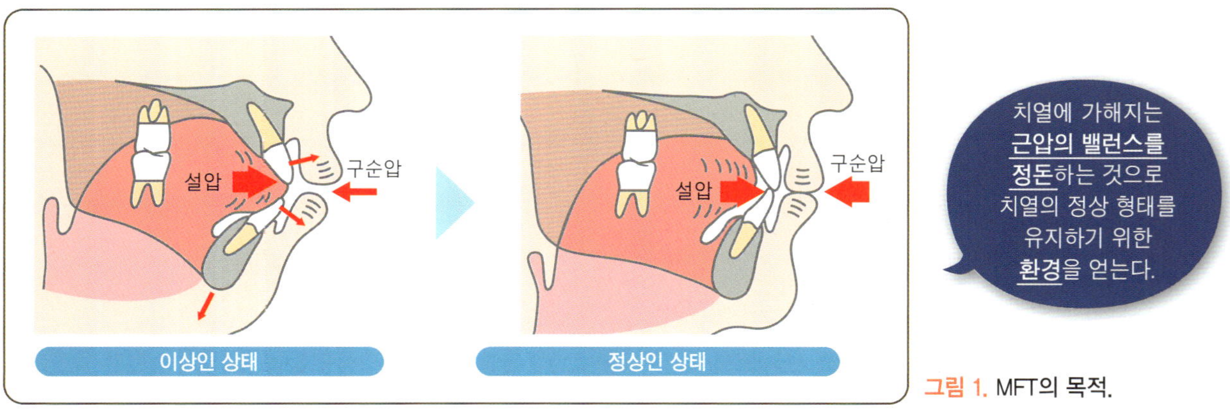

그림 1. MFT의 목적.

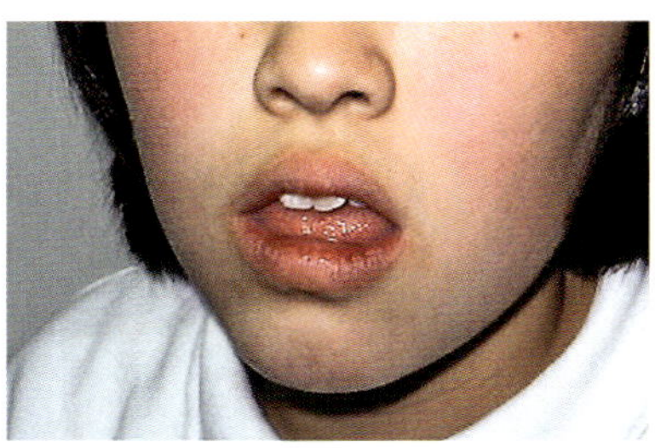

그림 2. 입술이나 혀의 기능에 문제가 있는 상태. 입술이 벌어지고 혀가 전방으로 돌출, 혀가 이완되어 있다.

교정치료 등으로 치열 '형태'를 개선하면 근육의 '기능'이 자연스럽게 좋아지는 경우도 있지만, '기능'이 새로운 형태로 순응하지 않는 경우에는 '재발'이 일어납니다. 또한 이와는 반대로 '기능'을 개선하면 '형태'가 자연스럽게 좋아지는 현상도 볼 수 있습니다.

● 다양한 분야에 적용되는 MFT

MFT를 구강 재건(rehabilitation)의 한 분야로 생각하는 경우에는 구강기능에 장애가 있는 환자나 연령에 따른 구강기능저하증 등에 적용함으로써 QOL(생활의 질)이나 건강상태 향상에 공헌할 수 있습니다[6–8]. 단, 적용 시에는 장애자치과학, 노년치과의학, 섭식·연하 재건학 등 관련 영역의 지식이 필요하며, 이를 충분히 근거로 하여 초고령사회의 요구에 맞춘 MFT 활용을 기대할 수 있을 것으로 생각됩니다.

또한 일본 치과의학회에 의한 "소아의 구강기능 발달 평가 매뉴얼"에는 '저작 시 혀 운동부전이 있는 경우에는 MFT를 실시한다'라고 기재되어 있어[9], 소아의 구강기능발달부전증에 대한 대책에도 응용할 수 있다고 생각됩니다. 더욱이 수면 시 무호흡증후군, 구음장애, 드라이 마우스, 치주병, 혀통증, 구취 등의 개선에 도움이 된다는 보고도 있어 MFT 응용이 다양한 분야에서 시행되고 있습니다(그림 3)[10–15].

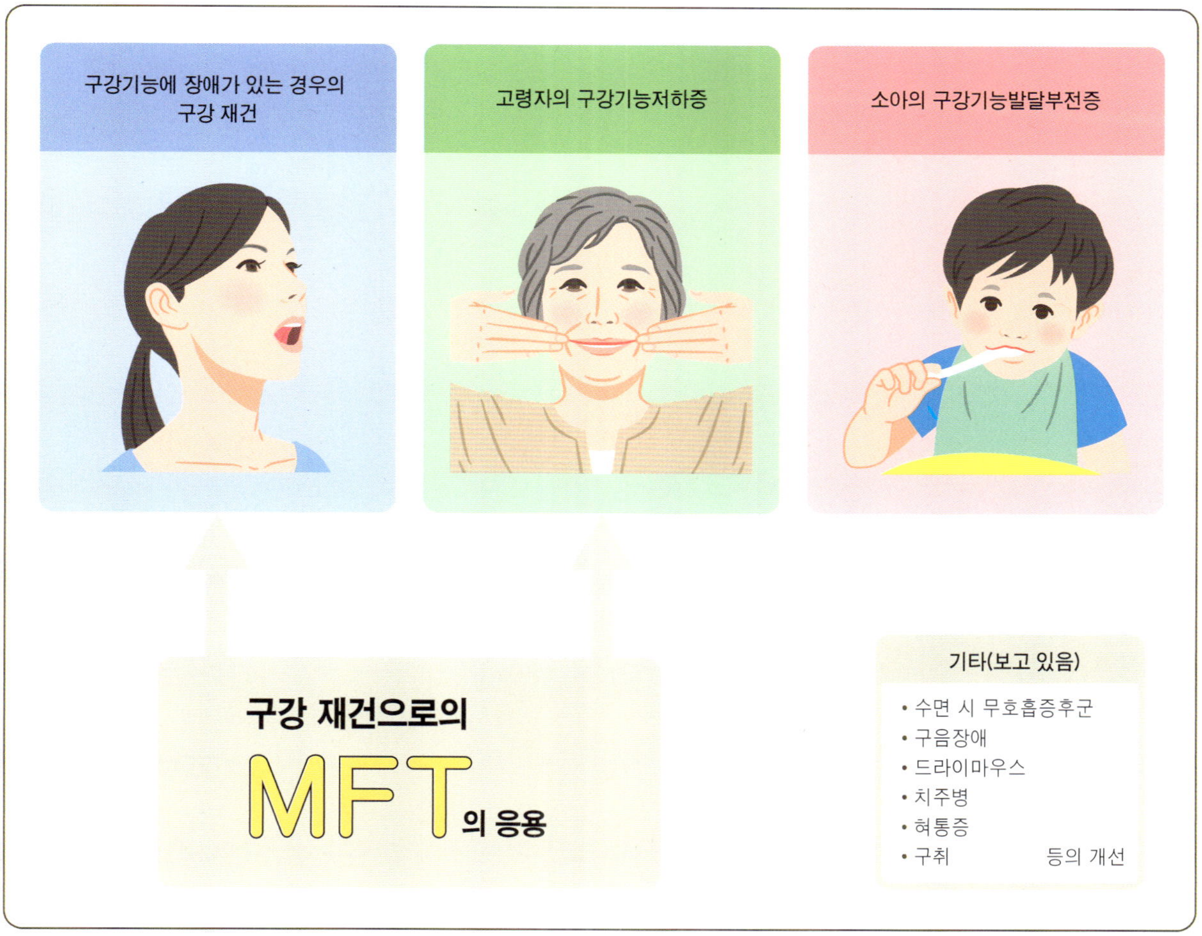

그림 3. 다양한 분야에서 적용되는 MFT.

MFT의 구성

● MFT로 하는 것

MFT는 개개의 근육 훈련, 저작·연하·발음·호흡 훈련, 바른 혀나 입술 등의 자세위를 얻기 위한 훈련 등으로 구성되어 있습니다(그림 4). 이러한 내용 중 특히 '자세위'는 치열의 형태에 큰 영향을 준다고 합니다[16,17]. 바른 자세위의 포인트는 그림 5 ①~③의 3점입니다.

저자들은 위의 세 가지 점을 **'코로 숨 쉬고, 혀는 위턱에, 치아는 꽉 물지 않는다'**라는 표어로 요약하여 지도하고 있습니다.

개개의 근육 훈련

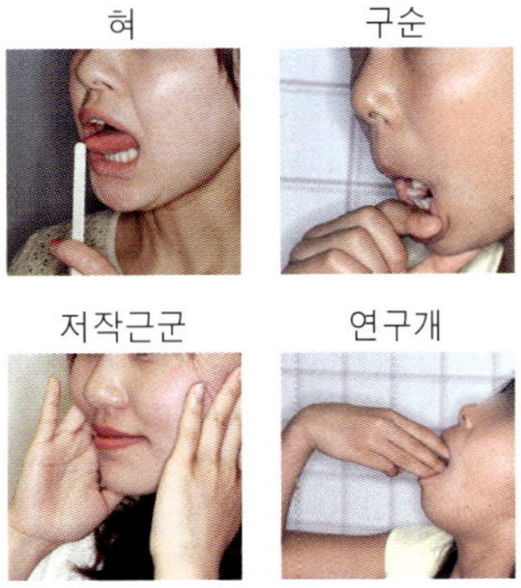

각각의 근육 기능을 개선하고 근력을 강화하는 것뿐만 아니라, 과하게 긴장된 근육을 이완시켜 전체적으로 조화된 상태를 목표로 한다.

저작 · 연하 · 발음 · 호흡 훈련

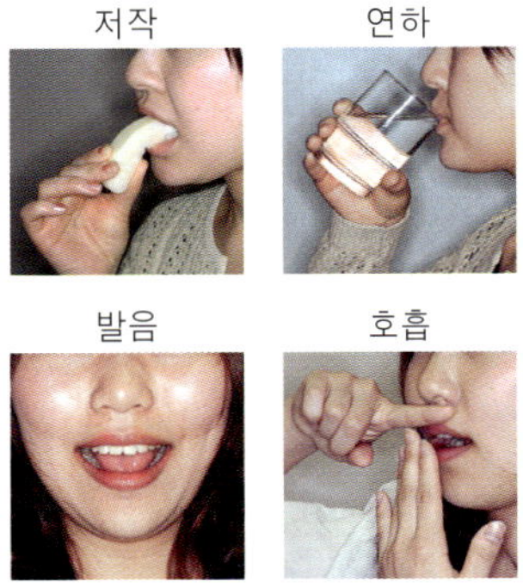

구강의 주된 기능인 저작 · 연하 · 발음 · 호흡 등의 종합적인 개선을 도모한다.

바른 자세위를 얻기 위한 훈련

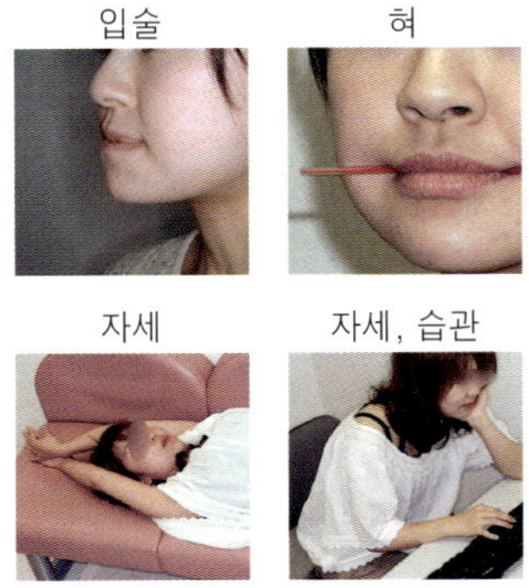

안정 시에 항상 '입술, 혀, 하악이 바른 위치에 있다'는 것을 목표로 하고, 필요에 따라 전신 자세의 개선, 턱을 괴거나 자는 자세 등 '습관'을 개선한다.

그림 4. MFT로 하는 것.

바른 자세위

❶ 입술은 안정 시에 이완된 상태로 다물고 코로 호흡하고 있다.
❷ 혀는 안정 시에 이완된 상태에서 구개에 거상되어 있다.
❸ 상하 치아는 안정 시에 약간 떨어져 있고, 연하의 순간에만 접촉한다.

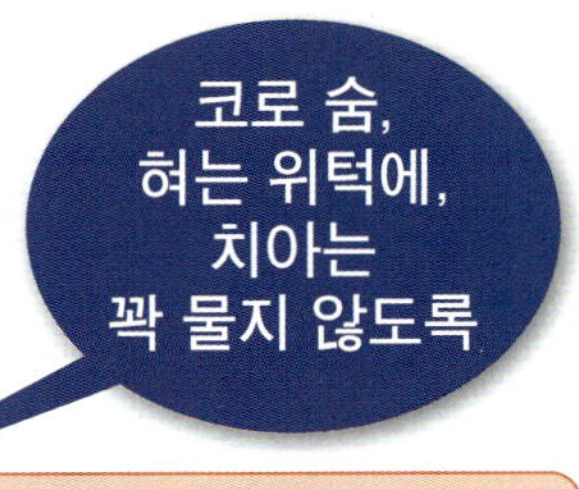

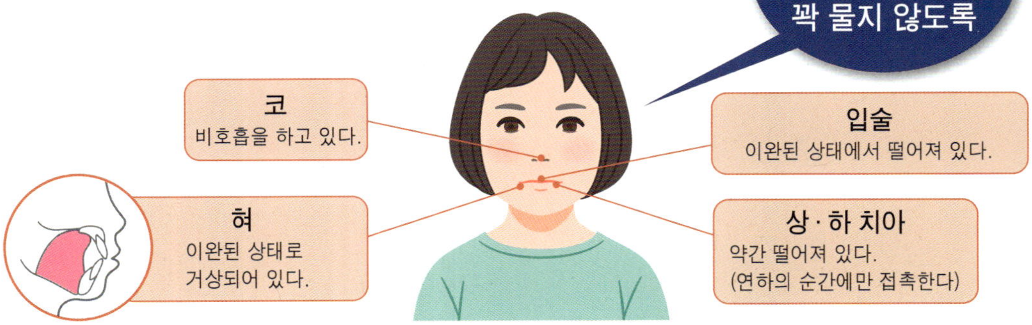

그림 5. 바른 혀, 입술의 자세위.

● MFT의 지도순서

MFT의 전형적인 지도순서가 기재된 워크북이 출판되어 있으며[18,19],(p. 71, Column 'MFT에 대해 더 깊이 배우기 위해' 참조) 지도자용 설명서[4,5,20]를 참조하면서 사용할 수 있습니다. 워크북의 내용이나 진행방법에는 서적에 따라 다소 다른 점이 있습니다만, 각 요소의 훈련을 순서대로 조합함으로써 최종적으로 바른 저작·연하 및 자세위의 습관화를 유도하도록 되어 있습니다. 그림 6은 레슨의 구성과 전체 흐름의 일례와 각 훈련의 내용을 목적별로 정리한 것입니다[2,19]. 훈련의 종류가 너무 많아서 어려워 보이지만, 실제로는 같은 연습이 반복됩니다. 그 이유는 레슨 전반부에서는 각각의 동작을 생각하면서 하지 않을 수 없는 것과, 후반부에는 새로운 습관을 '신체가 기억하고 있는 상태'로 만들어 가는 것(정착)으로, 일상생활에서의 습관화를 목표로 하기 때문입니다.

레슨 구성의 한 예

많이 있는 것처럼 보이지만, 실제로는 같은 훈련이 되풀이되고 있다.

레슨 1	레슨 2	레슨 3	레슨 4	레슨 5	레슨 6	레슨 7	레슨 8
1.팁&미드포인트	1. 오픈 앤 클로즈	1. 오픈 앤 클로즈	1. 오픈 앤 클로즈	1. 오픈 앤 클로즈	1. 오픈 앤 클로즈	1. 오픈 앤 클로즈	1. 오픈 앤 클로즈
2. 스폿	2. 캇스왈로b	2. 스쿼트스왈로a	2. 스쿼트스왈로a	2. 스쿼트스왈로a	2. 스쿼트스왈로a	2. 스쿼트스왈로a	2. 콰이어트서킹
3. 포핑	3. 슬럽스왈로a	3. 슬럽스왈로b	3. 서킹스왈로a	3. 서킹스왈로b	3. 서킹스왈로b	3. 콰이어트서킹	3. 스쿼트스왈로b
4. 캇스왈로a	4. 서킹사운드a	4. 서킹사운드b	4. 트랩워터	4. 트랩스왈로a	4. 트랩스왈로b	4. 드랩스왈로b	4. 쉽바이쉽
5. 바이트	5. 바이트	5. 텅드래그	5. 텅드래그	5. 소프트푸드	5. 건포도연습	5. 스낵프랙티스a	5. 스낵프랙티스b
6. 립엑서사이즈	6. 립엑서사이즈	6. 립엑서사이즈	6. 립엑서사이즈	6. 립엑서사이즈	6. 립엑서사이즈	6. 립엑서사이즈	6. 립엑서사이즈
7. 포스처	7. 포스처	7. 포스처	7. 포스처	7. 포스처	7. 포스처	7. 포스처	7. 포스처

레슨 흐름의 한 예

목적별로 본 경우

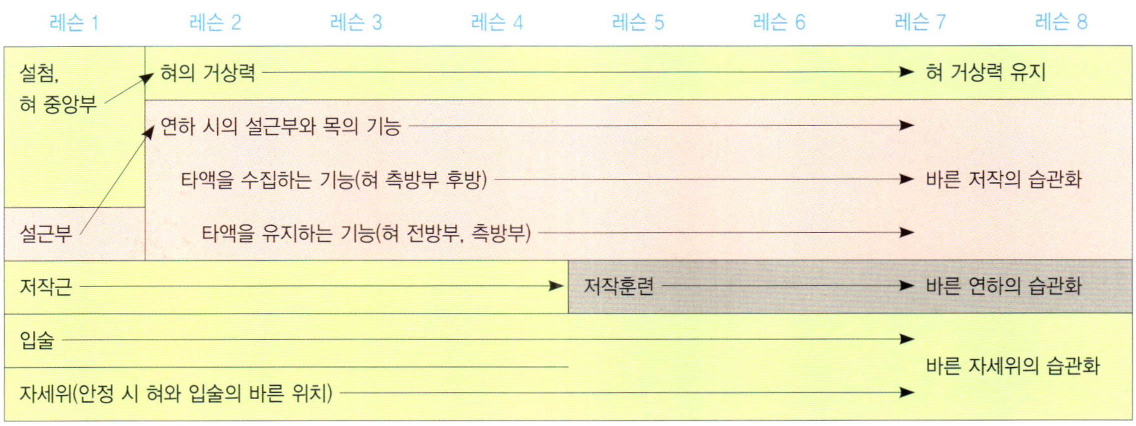

'같은 기초훈련' [ ]의 반복과, '바른 연하' [ ] 및 '바른 저작' [ ]을 하는 훈련으로 구성되어 있다.

그림 6. **레슨의 구성과 전체 흐름의 한 예.** (Ohon 외, 2018.,[2] Takahashi 외, 2012.[19])

MFT의 효과

● MFT에 의한 치열·교합 유도

MFT에 의해 교정장치를 사용하지 않고도 치열을 정상 형태로 유도할 수 있습니다. A는 초진 시의 10세 여자로, 전치 교합이 얕고 약간 치열이 삐뚤빼뚤하였습니다(그림 7-①). 구호흡, 입술을 벌린 채로 짭짭 소리를 내어 먹는 습관, 발음 시 혀 돌출을 보였습니다. 2~4주에 한 번씩 내원하여 MFT 지도를 받고 집에서 매일 MFT 훈련을 계속한 결과, 입술을 다물고 어금니로 잘 씹는 저작습관이 몸에 배어 기능 개선과 동반하여 치열이 자연스럽게 개선되기 시작하였습니다. 지도 개시 후 2년 반에 바른 저작·연하·발음·호흡 습관을 얻을 수 있었고, 치열·교합은 자연스럽게 개선되었습니다. 교정장치는 사용하지 않았습니다. 초진 시는 이부에 긴장이 없고 구각이 내려가 있었지만, 지도 후에는 아름다운 측모로 변화되었습니다(그림 7-②).

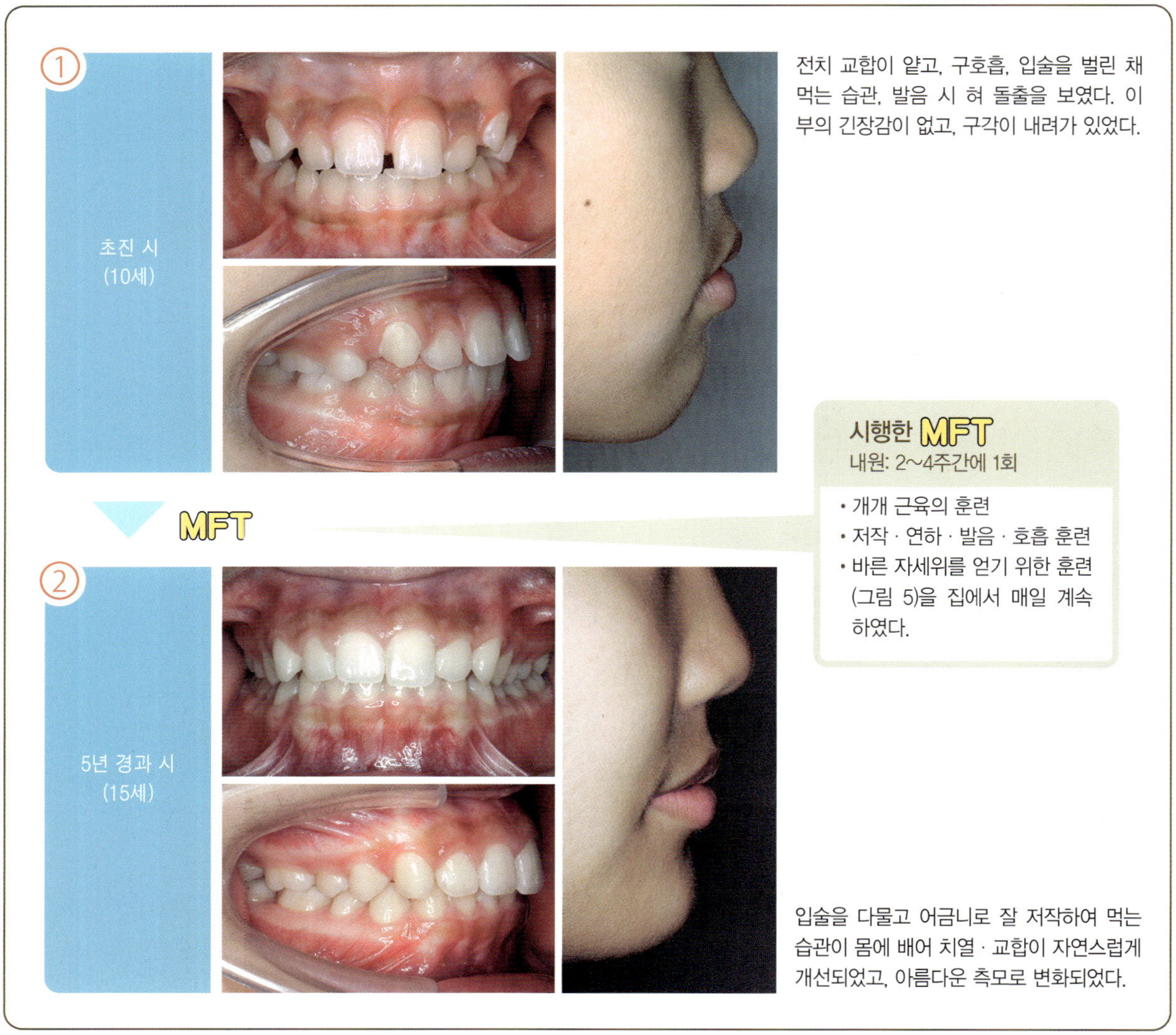

그림 7. MFT에 의한 치열 유도. 초진 시(10세)와 5년 경과 시(15세) 비교.

● MFT와 교정치료의 병행

MFT와 교정치료를 병행함으로써 치료 후 치열의 장기 안정성을 얻을 수 있습니다. B는 초진 시 13세 여성으로서 총생, 개교, 돌출감, 저위설, 저작·연하·발음 시의 혀 돌출 등을 보였습니다(그림 8-①). 교정치료와 MFT를 병행한 결과, 치열·교합은 개선되었고 구강기능도 양호해졌습니다(그림 8-②, ③). 치료 전에는 돌출감이 있고 구각이 내려간 'ㅅ자 입매'였지만 치료 후에는 개선되어 조화로운 표정이 되었습니다(그림 8-③). 교정치료 종료 후 14년 이상 경과되어도 치열·교합이 잘 유지되고 있습니다(그림 8-④).

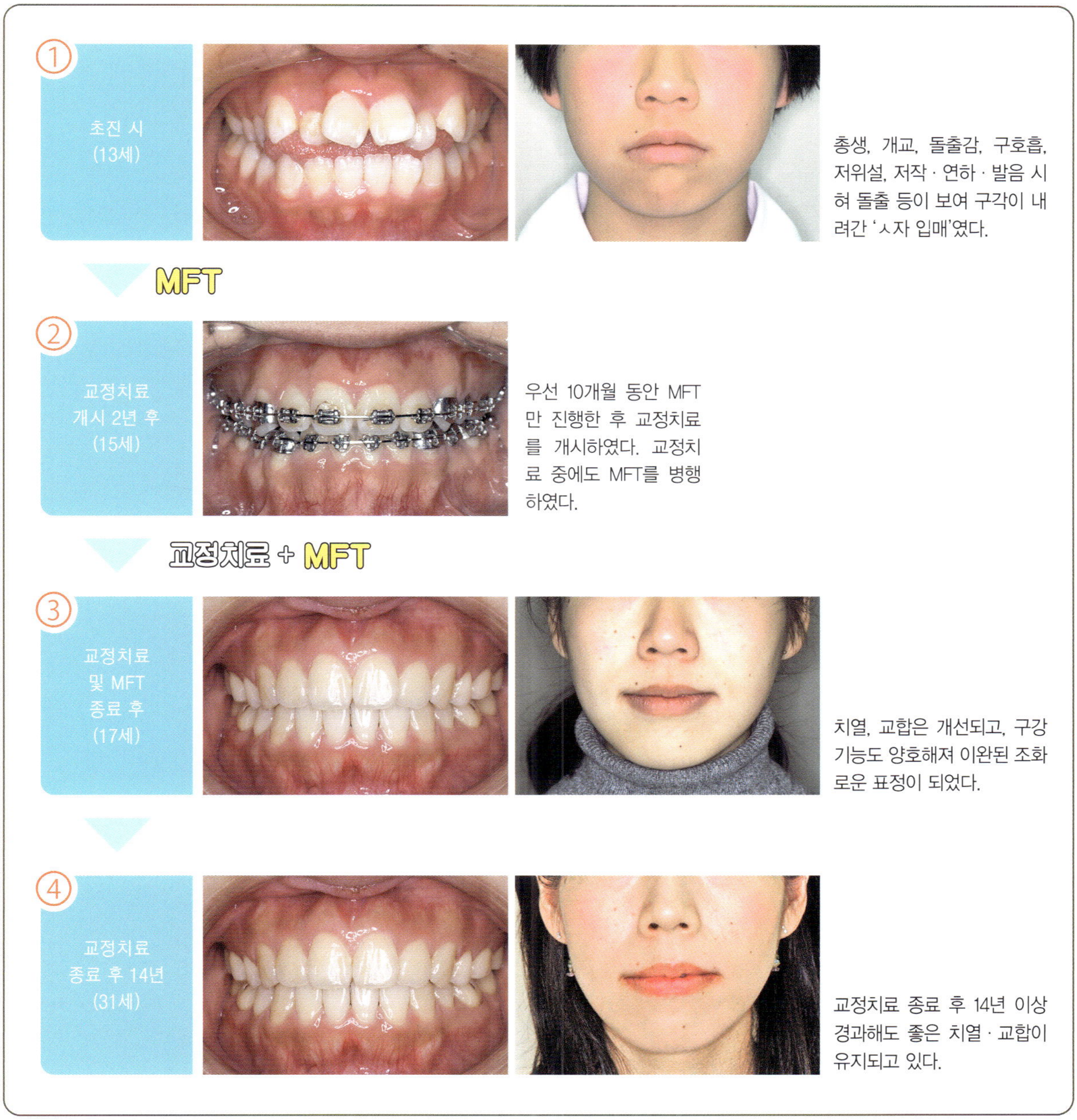

그림 8. **교정치료와 MFT의 병용.** 초진 시(13세)부터 교정치료, MFT 후(17세, 31세) 경과.

여기에 소개된 것처럼 MFT는 교정치료 중에서 구강주위근의 기능을 개선할 목적으로 도입된 훈련법으로, 이에 맞는 지식과 기술을 필요로 합니다.

다음의 '제4장'에서는 구강기능을 도입하기 위한 첫걸음으로 MFT 일부를 구강기능훈련에 응용하기 위한 힌트를 설명하겠습니다. MFT에 대해 더욱 구체적으로 배우고 싶은 경우는 각종 워크북을 참고하거나 일본 구강근기능용법(MFT) 학회, MFT 강습회에 참가하는 것을 추천합니다 (자세한 설명은 p. 71, Column 'MFT에 대해 좀 더 깊이 배우기 위해서는' 참조).

Column

MFT에 대해 좀 더 깊이 있게 배우기 위해

Hashimoto Ritsuko (오노교정클리닉)

● MFT의 기술과 지도력을 높이기 위해

MFT 지도자는 엑서사이즈의 목적과 방법을 이해하고, 데모를 하여 환자나 보호자에게 시범을 보일 필요가 있습니다. 그러기 위해서는 MFT의 기초지식은 물론 엑서사이즈 시범을 보일 수 있는 기술과 지도력이 요구됩니다.

제가 Zickefoose 선생님(William E. Zickefoose, Julie Zickefoose 부부)의 강습회에서 MFT를 처음으로 배운 것이 30년 전의 일입니다. 당시에는 MFT에 대한 서적이 없는 가운데 Zickefoose 선생님의 강습회는 MFT의 역사부터 실습까지 4일간에 걸쳐 시행되었습니다.

현재 MFT를 배우는 방법으로 '강습회', '서적', '일본 구강근기능요법(MFT) 학회'가 있습니다만, 지도자로서 기술을 몸에 익히려면, 실습을 포함한 MFT 강습회를 수강하기를 권하고 싶습니다. 실습에서 스스로 엑서사이즈를 해보면 서적에서 이해하기 어려운 '움직임'이나 '소리'를 체감할 수 있습니다. 또 하나하나 동작의 페이스나 목소리의 템포, 스프레이로 주수하는 장소나 타이밍 등을 서로 실습하는 것으로 이해할 수 있습니다.

책은 강습회의 예·복습을 하는 데 도움이 됩니다. MFT 학회가 권장하고 있는 서적 중에는 초심자를 위한 도입본, 기초 지식이나 지도 내용 등의 실제를 위한 책, 라이프 스테이지에 따른 구강기능을 배우는 등이 있습니다.

도입이나 실제를 위한 서적은 강습회 수강 전에 읽어 두면 이해하기 쉽고 수강 후의 복습에도 도움이 될 것입니다. 지금부터 시작하고 싶다, 좀 더 깊이 있게 이해하고 싶다, 구강기능에 대한 질문을 해결했다 등 자신의 레벨에 맞는 서적을 읽어 활용하시기 바랍니다.

● 일본 구강근기능요법(MFT) 학회의 대처

일본 구강근기능요법 학회에서는 매년 가을에 학술대회를 개최하고 있습니다. 과거의 강연을 예로 들면, '부정교합과 구순폐쇄', '어린이의 구강기능 발달', '발음 시 구강기능의 체크포인트와 대응' 등 구강기능에 관한 지식을 배울 수 있습니다. 또한 소인원이지만 디스커션을 하는 라운드 테이블 디스커션(RTD)에서는 일상 임상에서 의문점 및 다른 병원에서 하고 있는 방법을 공유하고 테이블 코디네이터의 코멘트를 들을 수 있습니다. 저는 테이블 코디네이터로 참가자의 질문에 대답하는 경우가 많습니다만, 이럴 때 얻은 정보교환이 스스로 임상에서 힌트가 되기도 합니다.

● '구강기능을 배운다'는 것은?

2018년 구강기능발달부전증과 구강기능저하증의 보험 도입에 따라 구강기능에 대한 관심이 높아져 지금까지 알려진 것 이상으로 구강기능에 대해 배울 필요성을 느끼고 있습니다. '구강기능을 배운다'는 것은 먹는 기능 및 언어 발달, 호흡 및 이비인후과 질환, 치열·교합 및 악골 형태, 섭식·연하 기능 등 폭넓은 지식을 배우는 경우도 있습니다.

지금은 사회의 필요에 따라 환자의 구강기능 문제에 대응할 수 있는 치과의사, 치과위생사를 필요로 하고 있습니다. 저 스스로도 학회 및 강습회 참가로 구강기능에 관한 지식을 더욱 높여가고 싶다고 생각합니다.

● MFT 학회 후원의 강습회에 대해

Zickefoose 선생님의 강습회는 이 책의 저자이기도 한 Ohno Toshihide 선생님, Yamaguchi Hideharu 선생님, Kanomi Ryuzo 선생님, Takahashi Osamu 선생님, Takahashi Miyako 선생님이 어드바이저가 되어 약 30년에 걸쳐 개최되었습니다만, Julie 선생님의 은퇴를 계기로 막을 내리게 되었습니다.

그 후로는 지금까지 Zickefoose 선생님의 강습회를 지지했던 어드바이저 선생님들과 인스트럭터 치과위생사가 협력하여 MFT 학회 후원의 강습회를 계속할 예정입니다. 지금까지의 MFT를 좀 더 깊이 있게 배우고 싶다면 책으로 예습하고, 이 강습회를 수강하는 것을 추천합니다.

MFT에 대한 지식을 좀 더 깊이 있게 배우기 위해 추천되는 책들

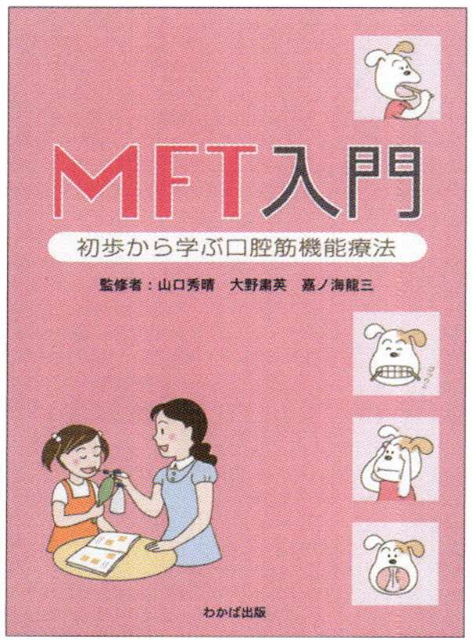

MFT입문—초심자부터 배우는 구강근기능요법 (와카바출판)

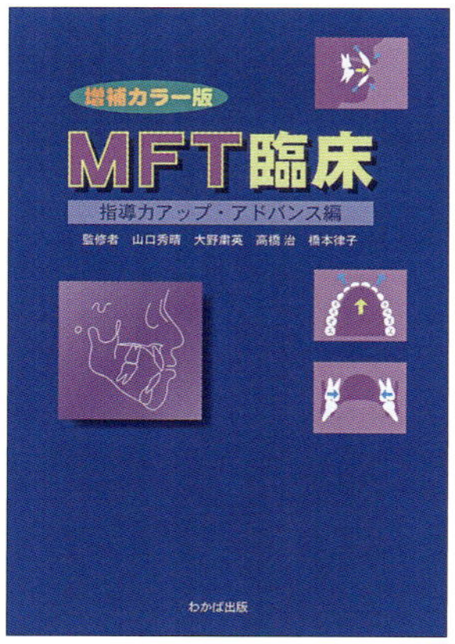

MFT임상—지도력업, 어드바이스편(증보 컬러판) (와카바출판)

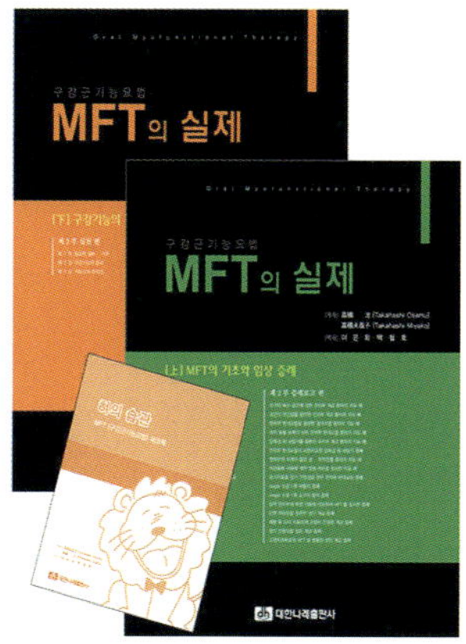

구강근기능요법 MFT의 실제(신간)—상권, 하권 (퀸텐센스출판) (대한나래출판사 번역)

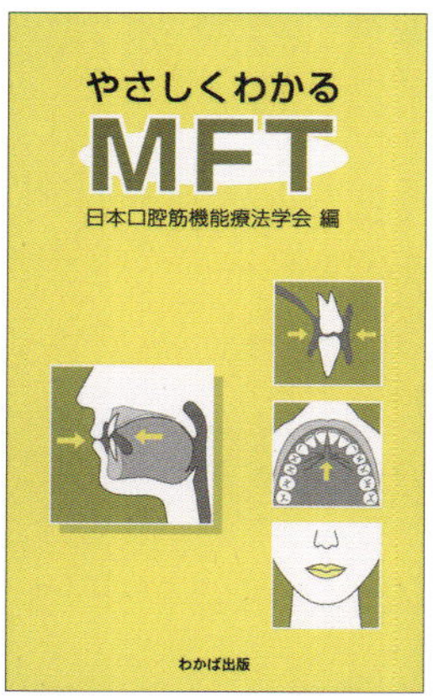

쉽게 알 수 있는 MFT(와카바출판)

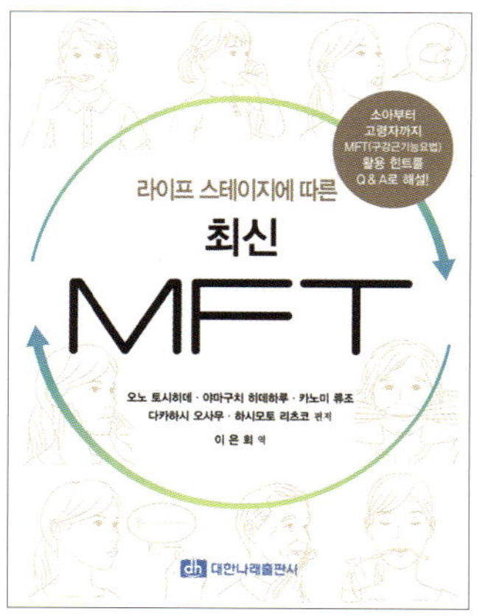

라이프스테이지에 따른 최신 MFT (의치학출판) (대한나래출판사 번역)

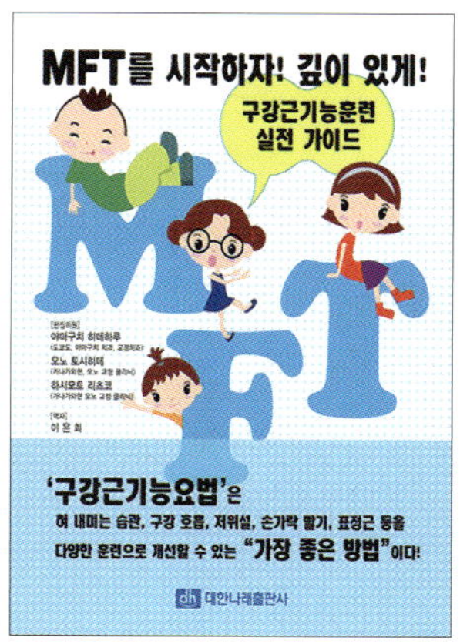

MFT를 시작하자! 깊이 있게! 구강근기능훈련 실전 가이드 (덴탈다이아몬드사) (대한나래출판사 번역)

※2023년 발간 "좀 더 알고 싶다! MFT 구강근기능요법의 지식을 깊게 할 수 있는 토픽스" (덴탈다이아몬드사)

제 4 장

진료실에서 활용 가능한 '원 포인트 MFT'

1. MFT를 시작하는 첫걸음 Q&A
   — MFT를 도입하기 전에 알아 두어야 할 것
2. 실천편
   — 진료실에서 활용할 수 있는 '원 포인트 MFT'

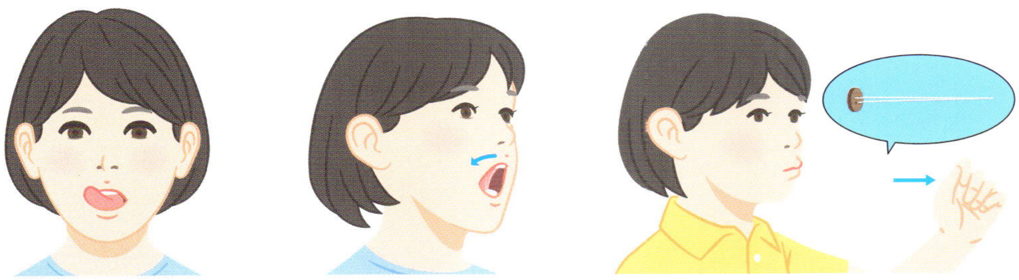

MFT를 어린이의 구강근기능훈련에 도입할 때의 주의점과 진료실에서 활용 가능한 '원 포인트 MFT'를 소개합니다.

이 장에서 소개하는 MFT 엑서사이즈의 각 명칭은 발간된 서적에 따라 엑서사이즈의 명칭과 다른 경우에는 괄호 안에 같이 기재하였습니다. 또한 이 장의 엑서사이즈는 MFT의 강습회를 주최하고 있는 주식회사 미쯔바올소서플라이의 'O.M.T. Materials'를 참조로 허락하에 기재하였습니다.

1 MFT를 시작하는 첫걸음 Q&A

MFT를 도입하기 전에 알아 두어야 할 것

Hashimoto Ritsuko, Ohno Toshihide (오노교정클리닉)

진료실에서 MFT를 할 때에 어떻게 일상 임상에 넣을지, 환자에게 어떻게 설명하면 좋을지를 고민하는 지도자들이 많습니다. 또한 구강기능훈련의 MFT 활용을 위해 본래의 MFT(풀 프로그램)와, 일상임상에서 MFT의 일부를 사용하는 '원 포인트 MFT'의 차이를 명확하게 해둘 필요가 있습니다. 여기서는 MFT의 일부를 임상에서 활용하는 데에 대한 질문에 대해 답을 하고자 합니다.

Q1 구강기능의 어프로치, 몇 살부터 시작하면 좋을까요?

일반 치과인지 소아치과나 교정과인지에 따라 내원하는 환자의 연령이 다르고, 구강기근의 문제에 신경을 쓰는지에 대해서도 개입할 수 있는 타이밍이나 대응이 다릅니다.

개인차가 있지만 부글부글 가글을 시작하거나 컵 사용의 추천 등 구강기능을 향상시킬 수 있는 어드바이스라면 1세 6개월 정도부터도 가능합니다. 또한 유치 맹출이 완료되는 3세경부터는 잘 씹어서 바르게 먹는 방법을 지도할 수 있습니다. 매일 식사에서 입술을 다물고 유구치로 씹어 바르게 삼키는 습관에 의해 저작·연하 기능을 기를 수 있다는 것을 설명합니다. 유아기 후반부터는 입을 사용한 놀이(그림 1)나 이 장에서 소개하는 엑서사이즈 중에 간단한 것(p. 82~ 참조)이라면 구강기능훈련으로 할 수 있다고 생각합니다.

내원한 환자의 구강기능 발달이 늦거나 잘못된 기능의 획득이 의심된다면, 치과의사의 진료 후 수정·회복을 위한 어프로치를 합니다. 구강기능훈련의 지도자는 '먹는 기능의 발달'이나 '언어 발달'에 대해서 지식을 넓힐 필요가 있습니다.

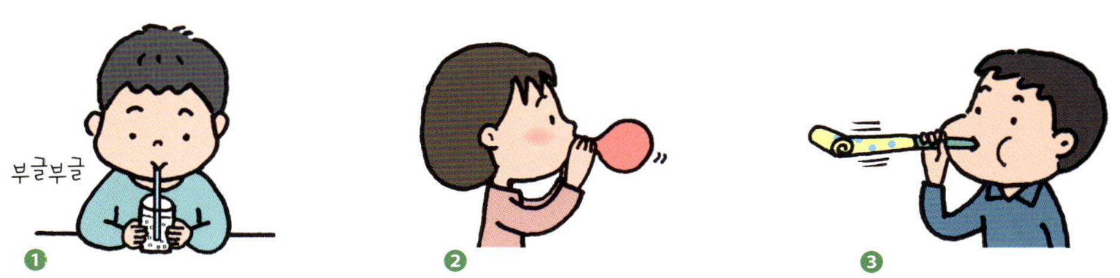

① 빨대로 물을 부글부글 분다. ② 풍선을 분다. ③ 들이마신 숨을 내뱉는다.

그림 1. 입을 사용한 놀이의 예.

Q2 MFT의 '풀 프로그램'과 '원 포인트 MFT'는 어떻게 나누면 좋을까요?

MFT는 구강습관 등에 기인하는 구강안면기능장애를 구강주위근의 훈련에 의해 조화된 상태로 만드는 지도법입니다(p. 63~, 제3장 '구강기능과 MFT' 참조).

예를 들면, 통상적으로 혀 내미는 습관에 의해 발생한 구강주위근의 부조화를 개선하기 위해서는 50가지 이상의 '혀 근육', '저작·연하', '구순(표정근)'의 엑서사이즈가 효과적으로 프로그램된 워크북을 사용하여 각각 단계를 밟아 지도해 나갈 필요가 있습니다. 이러한 본격적인 MFT 훈련을 필자들은 '풀 프로그램'이라고 부르고 있습니다. 이에 반해, 소아의 구강기능 육성을 목적으로 한 구강기능훈련으로서 '먹는 것'이나 '늘 입을 벌리는 습관', '말'에 대한 MFT 엑서사이즈를 원 포인트로 하는 것은 'MFT의 일부 활용'이라고 생각됩니다. 이와 같이, 필자들은 풀 프로그램과 'MFT의 일부 활용'을 구분하여 사용하고 있으며, 여기에서는 '일부 활용'으로 사용하는 엑서사이즈를 '원 포인트 MFT'로 소개하고 있습니다.

➡ MFT의 풀 프로그램을 쓰고 싶은 분은 p. 71, Column 'MFT에 대해 더 깊게 배우기 위해' 참조

Q3 구강기능 문제를 인식하지 못하는 보호자·환자가 '인식하게' 하려면?

많은 보호자들은 아이들의 구강기능에 문제가 되는 징후에 대해 잘 모르고 있습니다. 또는 알고 있어도 치과의원에서 상담할 수 있다는 것을 모르는 경우도 있습니다.

그래서 보호자·환자에게 구강기능을 인식시키기 위해 이 책 부록의 '구강기능이 어려운 경우와 체크차트'(그림 2)를 대기실에 두거나, 태블릿 단말기에 다운로드하여 보호자에게 설명용 매체로서 활용해도 좋을 것입니다.

부록 구강기능이 어려운 경우와 체크 차트

오른쪽 체크차트는 QR 코드에서 다운로드할 수 있습니다.

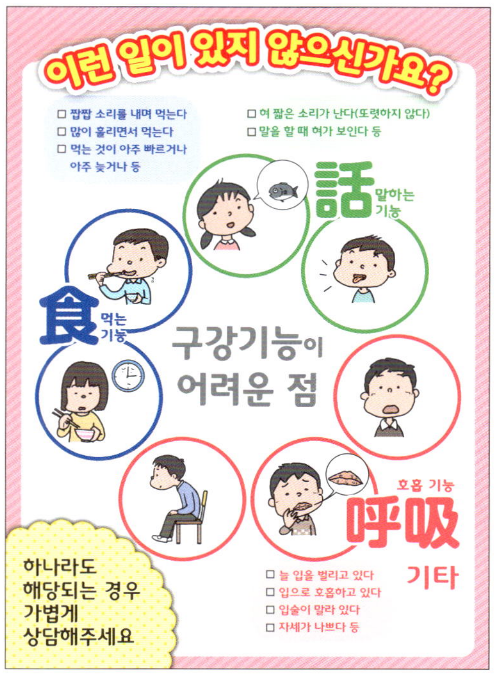
이런 일이 있지 않으신가요?
□ 짭짭 소리를 내며 먹는다
□ 많이 흘리면서 먹는다
□ 먹는 것이 아주 빠르거나 아주 늦거나 등
□ 혀 짧은 소리가 난다(또렷하지 않다)
□ 말을 할 때 혀가 보인다 등
話 말하는 기능
食 먹는 기능
구강기능이 어려운 점
호흡 기능
呼吸
기타
□ 늘 입을 벌리고 있다
□ 입으로 호흡하고 있다
□ 입술이 말라 있다
□ 자세가 나쁘다 등
하나라도 해당되는 경우 가볍게 상담해주세요

그림 2. 구강기능이 어려운 경우와 체크차트.

Q4 구순폐쇄부전(늘 입을 벌리고 있는)의 지도 전에 알아 두면 좋은 환자의 정보는 무엇입니까?

지도 개시 전의 검사는 지도계획을 세우는 데 없어서는 안 되는 정보입니다. 특히 이비인후과 질환, 부정교합, 구개 상태, 설소대 부착이상은 안정 시 혀·입술의 자세위에 영향을 미치는 요인입니다.

구순폐쇄 훈련을 해도 비호흡을 할 수 없는 상태나 입을 다물기 어려운 치열·교합 상태에서는 일상적으로 입을 다무는 것이 곤란한 상태입니다. 이러한 증례는 필요에 따라 이비인후과에서 진료를 받거나 교정치과치료, 설소대절제술을 우선하는 경우도 있습니다(p. 20~, 제1장 ② '호흡기능의 어려움' 참조). 구강기능 훈련 지도 전에 필요한 정보를 체크하고 정리해 둡시다.

평가를 위해서는 그림 3과 같은 검사지를 활용할 수 있습니다.

혀 습관 환자용 검사지 ____ 년 ____ 월 ____ 일 담당 ________

환자명 ________________ ____ 세

혀 습관 유형	현증	
1. 전방 돌출 2. 상 · 하악 돌출 3. 편측성 측방 돌출 4. 양측성 측방 돌출 5. 전체 돌출 6. 하악 돌출 7. 기타	a. 손가락 빨기 b. 기타 구강 습관 c. 구호흡 d. 알레르기 e. 편도비대, 아데노이드 f. 구토반사 g. 혀 상태	(유________ 무) (유________ 무) (유________ 무) (유________ 무) (유________ 무) (강함, 약함, 없음) (움직임이 둔함, 보통) (큼, 보통) (설소대 부착 이상, 혀 측면 압흔)
오버젯 ______ mm 오버바이트 ______ mm	h. 발음 i. 이근의 긴장	(불명료________ 명료) 구순폐쇄 시 (유, 무) 연하 시 (유, 무)
기왕력	j. 교합 시 교근 k. 경구개 상태 l. 연구개 상태 m. 구순(입술) 상태 n. 악관절 문제 o. 치주질환 문제 p. 환자 태도 q. 부모 태도 r. 기타________	(강함, 약함) (높음, 낮음, 좁음, 보통) (움직임이 둔함, 보통) 상순(위입술) (짧음, 이완, 보통) 하순(아래입술) (이완, 보통) (유________ 무) (유________ 무) (양호, 보통, 불량) (양호, 보통, 불량)

저작 시 상태
- 씹기 습관이 있다. (우, 좌, 잘 씹지 않음)
- 혀를 앞으로 내민다.
- 입 주변에 음식 찌꺼기가 남거나, 입술을 자주 핥는다.
- 기타 ________
- 입을 벌린 채 씹는다.
- 필요 이상으로 얼굴 근육이 움직인다.

연하 시 상태
- 필요 이상으로 얼굴 근육이 움직인다.
- 기타 ________
- 몸이 움직인다.

평가

1. 초진 시 년 월 일	2. 레슨 5 시작 시 년 월 일	3. 종료 시 년 월 일
1. 설첨이 스폿에 닿는지 2. 혀 중앙부가 구개에 닿는지 3. 구순폐쇄 4. 구륜근력 ___kg 5. 문제점 ________	1. 설첨이 스폿에 닿는지 2. 혀 중앙부가 구개에 닿는지 3. 혀 후방부가 구개에 닿는지 4. 구순폐쇄 5. 구륜근력 ___kg	1. 연하 2. 구순폐쇄 3. 습관화 4. 구륜근력 ___kg 5. 최종 평가 ________

그림 3. 혀 습관 환자용 검사지. (Yamaguchi 등, 2007.,[1] 2018.[2]에서)

Q5 구강기능 문제에 대해 보호자·환자에게 최초로 설명할 때의 포인트는?

치과의원에서 진료 받는 환자의 대부분은 치아의 치료나 예방조치를 목적으로 내원합니다. 아이의 구강기능에 어려운 일이 있다고 해도 구강습관 등과 연결하여 치과에 상담하는 일은 거의 없습니다.

이 때문에 우선은 환자나 보호자가 구강습관 등의 문제점을 깨닫도록 재촉하여(Q3 참조), 방치해 두면 어떤 영향을 미치는지를 설명합니다(구강습관의 영향에 대해서는 p. 53~, 제2장 '알아 두면 좋은 구강습관' 참조). 그 후에 트레이닝의 필요성에 대해 충분히 설명하여, 이해와 협조를 받는 것이 중요합니다.

환자 자신이나 보호자의 협력을 얻기 위해서는 시작 전에 동기부여를 확실히 하여 의욕을 이끌어 내는 것이 중요합니다. 낮은 연령의 환자에게는 이해하기 쉽도록 눈으로 보면 알 수 있는 매체를 활용하면 좋습니다. 그림 4는 눈으로 보고 손으로 만지면서 구강기능에 대해 알 수 있도록 손으로 만든 지도용 매체입니다. 이것을 참고로 아이디어를 내어 의원에 맞는 설명용 매체를 제작하는 것을 추천합니다.

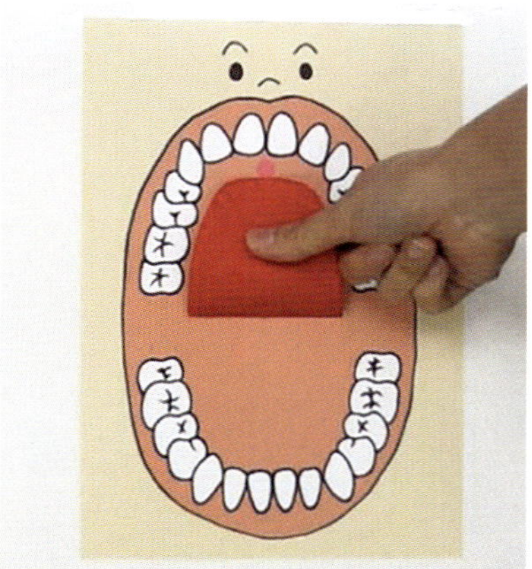

펠트 생지로 만든 혀를 손으로 움직여 바른 혀의 자세위를 의식하게 한다.

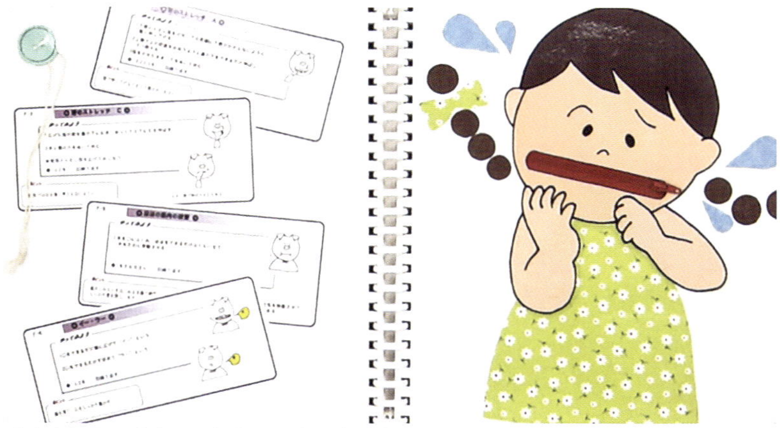

어린이의 얼굴 일러스트의 입 부분에 붙인 지퍼를 닫으면서 구순폐쇄를 의식하게 한다.

그림 4. 손으로 만든 설명용 매체.

Q6 혀 내미는 습관에 대한 지도는 어떻게 합니까?

혀 내미는 습관과 같은 구강습관을 개선하는 것은 워크북을 활용한 '풀 프로그램'으로 지도하는 것이 이상적입니다(주의: 혀 내미는 습관이 있는 환자의 본격적인 MFT를 실시하기 위해서는 강습회나 서적으로 지식이나 기술을 학습할 필요가 있습니다 ➡ p. 71, Column 'MFT에 대하여 더 깊이 있게 배우기 위해서는' 참조). 워크북은 '혀의 근력', '저작·연하', '입술(표정근)'의 엑서

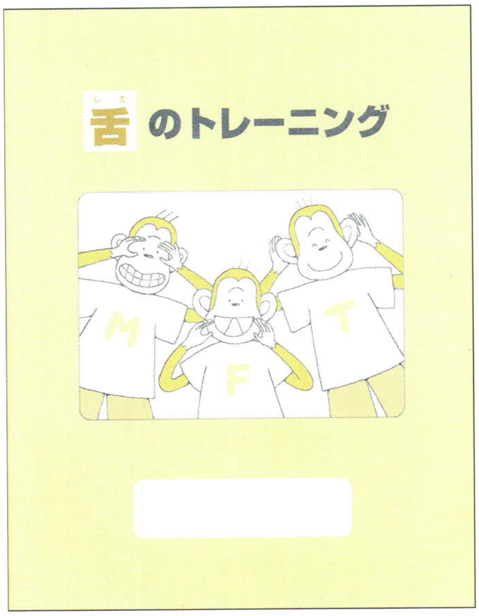

혀의 트레이닝(와카바출판)[3]

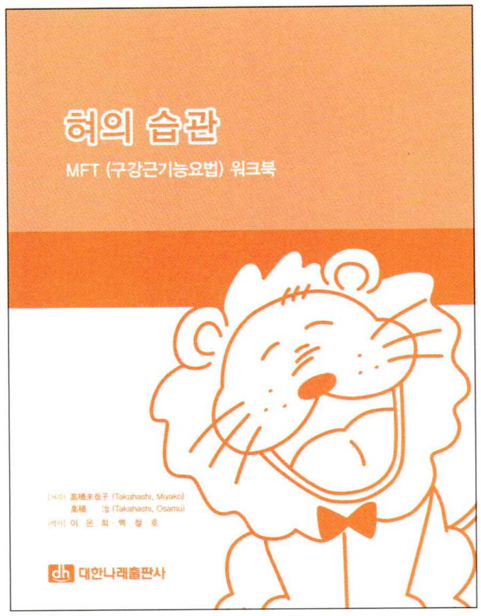

혀의 습관—MFT(구강근기능요법) 워크북 (퀸텐센스출판) (대한나래출판사 번역)[4]

그림 5. 환자를 위한 MFT 워크북.

사이즈가 레슨 단계에 따라 서서히 레벨업을 하도록 프로그램되어 있습니다(그림 5). 환자는 효과적으로 프로그램된 스텝을 1단계씩 진행함으로써 혀와 입술의 바른 위치와 구강주위근의 사용법을 습득해 갑니다.

간단한 엑서사이즈도 생략하지 않고 하나하나 정성스럽게 실시함으로써 최종 목표인 '바른 저작·연하', '안정 시 혀·입술의 바른 자세위'가 몸에 배어 갑니다. 환자에게는 지도 중에 녹음한 지도자의 음성을 사용하여 집에서 녹음 내용을 들으면서 연습하면 효과적입니다.

Q7 여러 가지 립 엑서사이즈 중에서 어느 것을 선택하면 좋을까요?

환자의 입을 잘 관찰하면 이완된 상순, 과긴장된 하순, 내려간 구각 등 각각 입술의 상태가 다르다는 것을 알 수 있습니다.

예를 들어, 상순이 들려 있는 경우에는 '립 마사지 a~d'(p. 90, 91 참조), 상·하순의 힘이 약한 경우에는 '버튼 풀'(p. 93 참조), 구각이 내려가 있는 경우에는 '이-·우-'(p. 92 참조) 등을 중심으로 환자의 구순 상태에 따라 한두 가지 엑서사이즈를 선택합니다(립 엑서사이즈에 대한 자세한 내용은 p. 90~ 참조).

지도자가 스스로 거울을 보고 립 엑서사이즈를 해보면, 각 엑서사이즈에 따라 표정근의 어느 부분이 움직이고 있는지를 확인할 수 있습니다.

Q8 설소대절제술을 한 환자에 대해 어떻게 MFT를 하면 좋을까요?

본원에서는 설소대절제술이 필요한 설소대 부착이상을 보이는 환자에 대해, 스스로 혀의 움직임을 컨트롤할 수 있으면 혀를 구개에 빨아들이는 것처럼 붙이는 것을 목표로 술전부터 MFT 지도를 개시합니다. 단, 혀의 가동역이 제한되어 있기 때문에 가능한 범위 내에서 움직이도록 합니다. 이러한 목표를 달성한 단계에서 설소대절제술의 시기에 대해 검토합니다.

술후 MFT 지도에 대해서는 혀 가동역 확대 상태를 확인하면서 레슨을 진행해 갑니다. 술전부터 지도를 개시함으로써 환자가 혀 움직이는 방법에 대한 의식이 높아져 술후의 지도를 효과적으로 진행할 수 있습니다(그림 6).

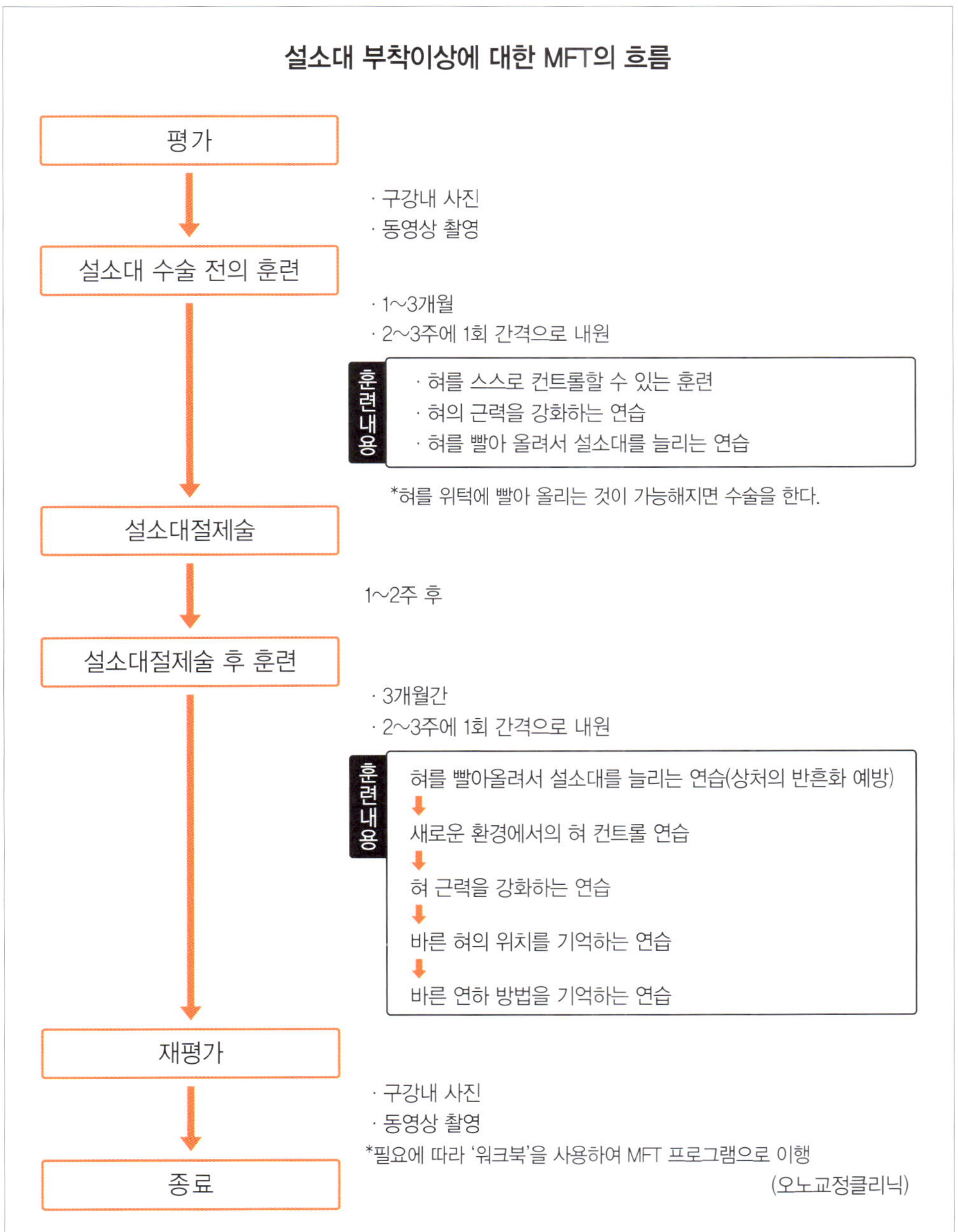

그림 6. 설소대 부착이상 환자에 대한 훈련의 흐름. '라이프 스테이지에 따른 구강기능의 대응 MFT 업데이트'. (Ohno 외, 2018.에서)[5]

Q9 트레이닝을 계속하고 습관화시키기 위해서는?

연령이 낮은 환자에게 훈련을 지속하게 하기 위해서는 가족의 협력이 필수불가결합니다. 시작 전뿐만 아니라 지도의 각 단계에서 환자와 보호자 모두에게 동기부여를 합니다.

집에서 연습을 할 때에는 보호자의 도움이 필요하기 때문에 지도 내용을 환자와 보호자에게 모두 설명합니다. 구강기능훈련으로 MFT의 일부를 활용하는 경우에는 바르게 연습하기 위해 엑서사이즈의 방법을 출력해서 주는 것도 좋습니다(**그림 7, p. 82부터 엑서사이즈에 대한 설명은 부록으로 다운로드할 수 있으므로 활용 가능합니다. ➡ p. 94 참조**).

매일 집에서 연습하기 위해서는 달력을 활용하는 것도 효과적입니다(그림 8, 그림 9 부록 참조). '먹을 때는 ○○한다' 등의 목표를 정해 놓고, 그 목표를 달성한 날에는 ○를 기입하거나 연습이 이루어진 날에 스티커를 붙이거나 하는 사용법도 좋을 것입니다. 목적에 따라 성과를 알 수 있고, 환자의 의욕으로 이어집니다. 또한 지도자는 내원 시에 달력의 결과를 보는 것으로 협력의 정도를 판단할 수 있습니다. 미리 목표를 정하고 그것을 달성하였을 때 보호자나 지도자가 많이 칭찬해줌으로써 '또 열심히 해보자'라는 의욕이 생겨 지속할 수 있는 원동력이 됩니다.

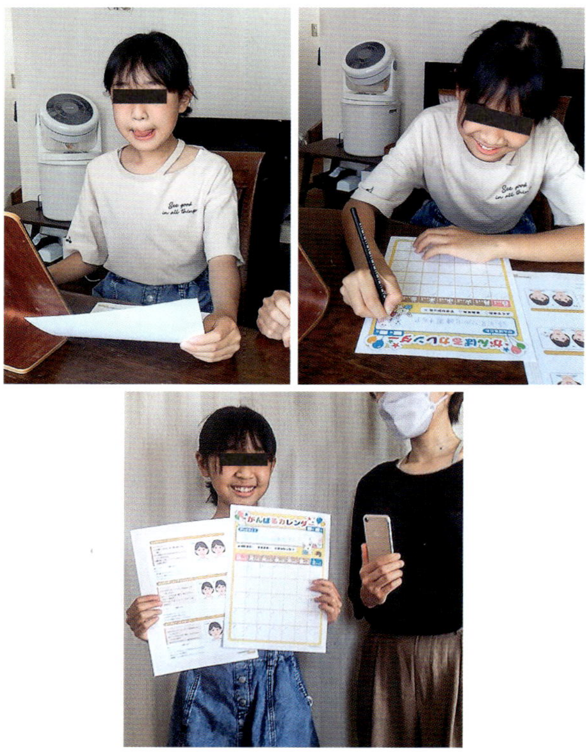

그림 7. 엑서사이즈의 설명 및 달력을 프린트하여 환자에게 주고, 집에서 체크하도록 한다. 스마트폰, 태블릿으로 관리하는 것도 가능하다(p. 94 참조).

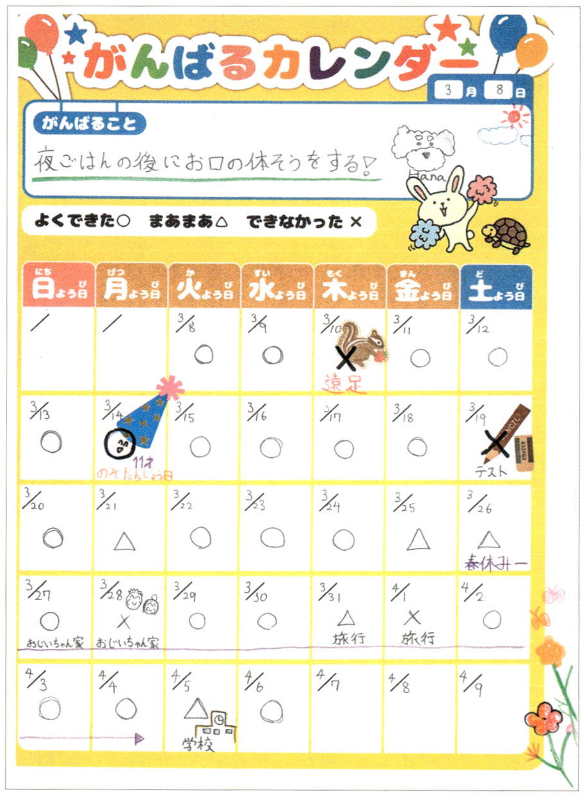

그림 8. 달력에 기입한 예. 환자나 보호자에게 행사 예정이나 그날 일어난 일을 기입하게 함으로써 연습을 할 수 없었던 이유를 알 수 있다. '잘했던' 것을 칭찬해서 동기부여를 끌어내도록 한다.

부록 달력

오른쪽 달력은 QR 코드에서 다운로드 할 수 있습니다.

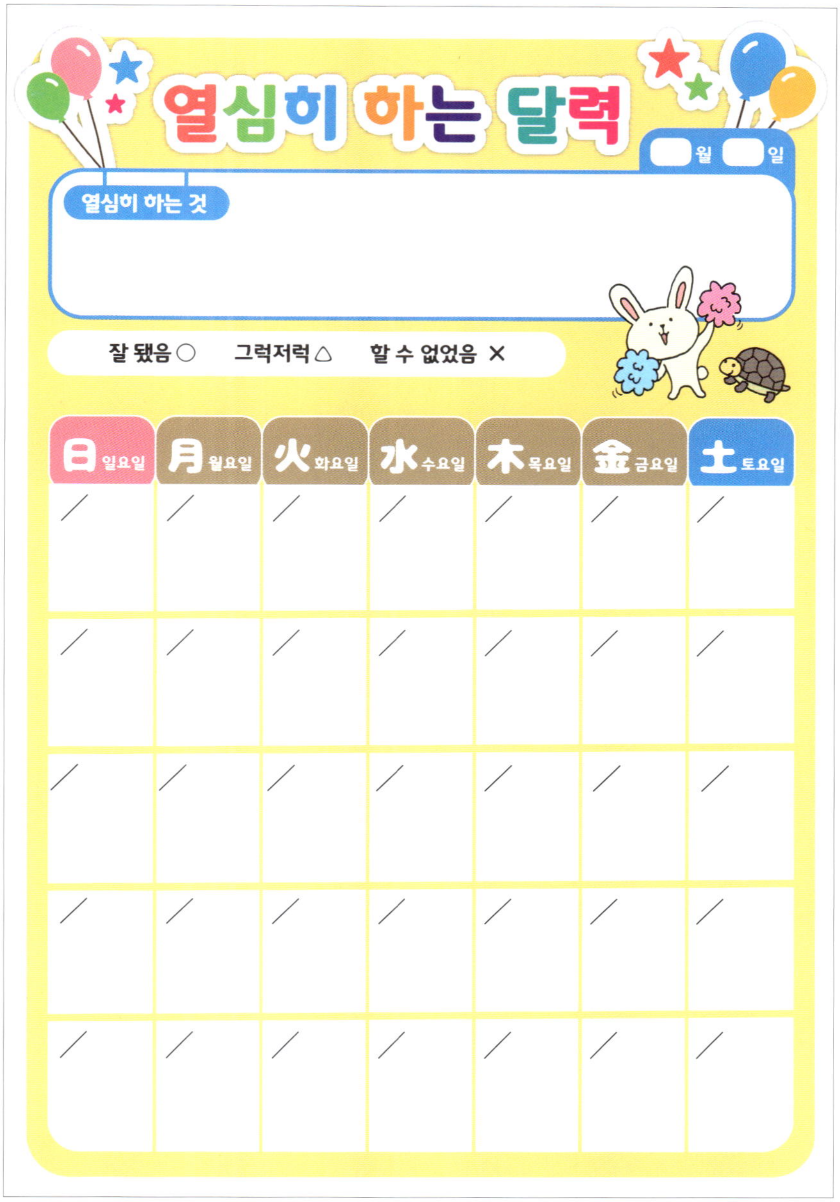

그림 9. 열심히 하는 달력.

구강기능훈련에 대한 관심이 높아지는 가운데 일반 치과의원에서 MFT를 도입하고 싶다는 요구가 늘어나고 있습니다. 이 장에서는 구강기능훈련에 MFT의 일부를 활용하는 경우를 위하여 비교적 간단하게 하기 쉬운 엑서사이즈를 소개하겠습니다.

제3장 '구강기능과 MFT'(p. 63~)에서 소개한 바와 같이 본격적인 MFT 도입이 어려운, 연령이 낮은 어린이의 씹는 훈련이나 구순폐쇄 훈련, 언어 훈련에 '원 포인트 MFT'로서 이러한 엑서사이즈를 활용하는 것이 유용하다고 여겨집니다. 한편, 체어사이드에서 하는 MFT의 일부 활용에는 효과에 한계가 있습니다. 이 책을 계기로 본격적인 MFT에 대해서도 깊이 있게 배우시면 좋을 것 같습니다.

(p. 71, Column 'MFT에 대해 좀 더 깊이 있게 배우기 위해' 참조).

2 실천편

진료실에서 활용할 수 있는 '원 포인트 MFT'

Tsuchiya Sayaka, Hanada Mitsunori, Hashimoto Ritsuko, Ohno Yukitoshi (오노교정클리닉)

지도를 시작하기 전에 p. 74~, 제4장 ① 'MFT 첫걸음 Q&A'를 읽어보기 바랍니다. 소개하는 엑서사이즈 중에서 환자에게 필요한 것을 선택하기 위해서는 구강주위근이나 구강기능 상태를 꿰뚫어보는 능력이 필요합니다. 우선은 지도자가 스스로 하나하나의 엑서사이즈를 할 수 있고, 바른 방법을 데모할 수 있도록 한 후에 지도를 시작합니다.

지도하기 전에 환자·보호자에게 전달할 것

거울을 보면서 연습한다.

- 근육이 바르게 움직이고 있는지 확인하는 것이 가장 중요합니다.

자세를 바르게 하고 연습한다.

- 의자에 앉아 양발이 바닥에 잘 닿아 있는지 확인합니다.
- 등을 곧게 폅니다.
- 하악을 앞으로 내밀지 않도록 주의합니다.

매일 연습한다.

- 연령이 낮은 환자의 경우에는 보호자와 함께 연습하도록 합니다.

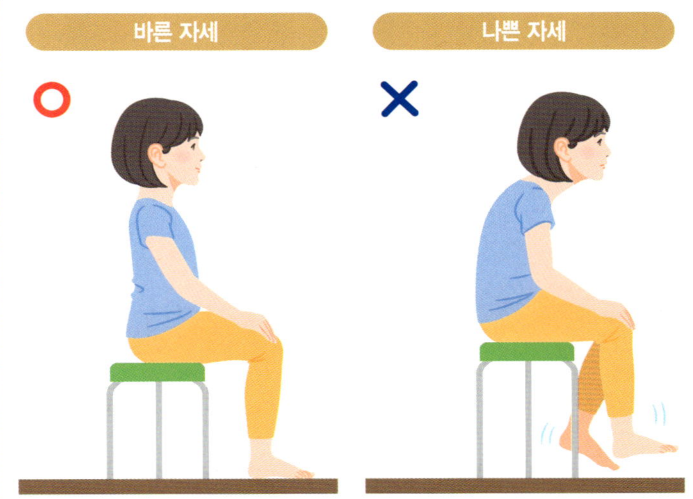

바른 자세	나쁜 자세
몸을 바르게 펴고, 발이 바닥에 잘 닿아 있다.	발이 흔들리고 바닥에 닿아 있지 않다.

- 올바른 혀의 위치(스폿), 안정 시 혀와 입술의 자세위를 기억한다.

스폿(절치유두의 후방부)

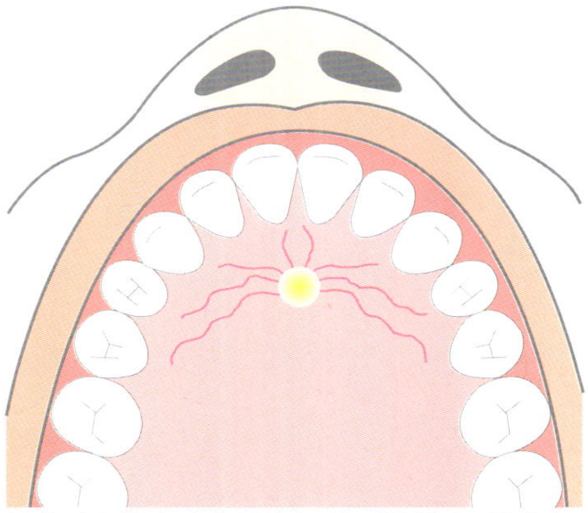

안정 시나 연하 시에 설첨이 닿는 위치를 '스폿'이라고 한다(● 의 위치)

안정 시의 바른 혀와 입술의 위치

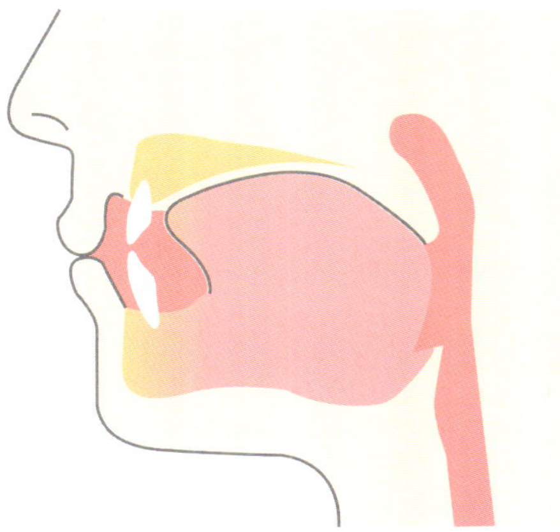

설첨은 스폿에 붙이고, 혀 전체가 상악치열궁 내에 위치하며, 설배는 구개에 가볍게 닿아 있다. 안면근은 릴랙스되고 입술을 가볍게 다물고 있다.

'원 포인트 MFT'에 도입하기 쉬운 엑서사이즈

팻텅 · 스키니텅

엑서사이즈의 목적

허를 움직이는 감각을 기른다. 혀를 뾰족하게 만드는 힘을 기른다.
혀를 컨트롤할 수 있도록 한다.

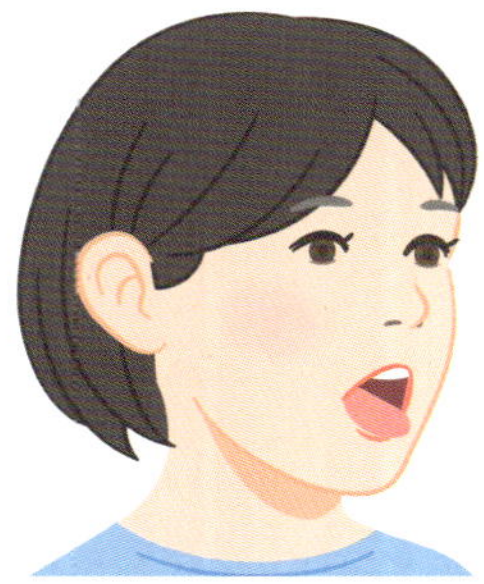

① 입을 벌리고, 하순에 혀를 올려 편평하게 한다.

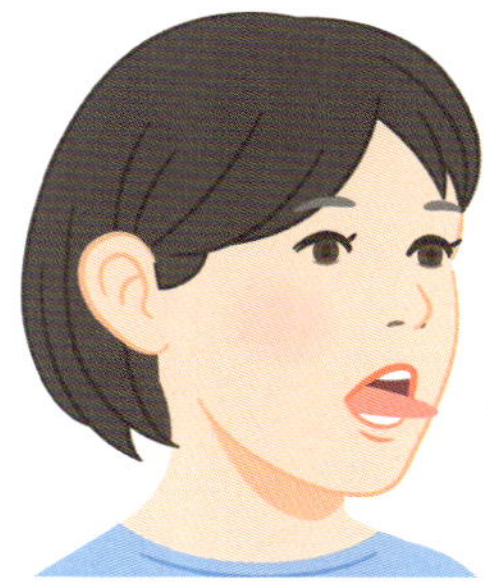

② 혀를 앞으로 내밀고 혀끝을 뾰족하게 한다.

Point

- 혀를 입술이나 치아 사이에 끼지 않도록 한다.
- 혀를 편평하게 했을 때는 혀를 이완시켜 떨리는 움직임이 없도록 한다.
- 혀의 움직임에 강약을 준다.
- 혀를 뾰족하게 만들었을 때 혀가 둥글게 말리지 않도록 또는 밑으로 내리지 않도록 한다.

팁(팁 앤드 스틱)

엑서사이즈의 목적

혀를 뾰족하게 만드는 힘을 기른다. 설첨에 힘을 기른다.

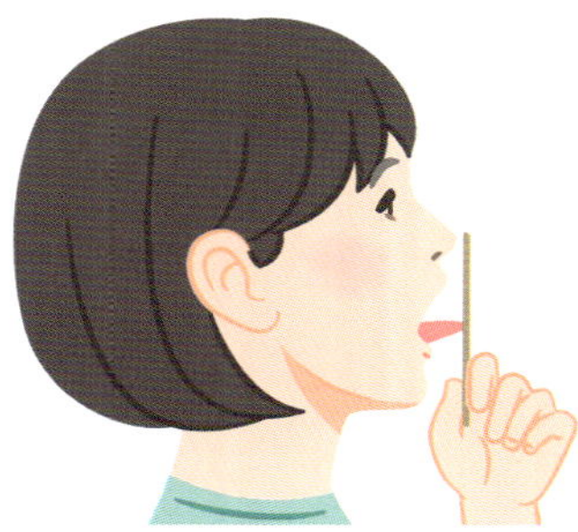

① 스틱을 입 앞에 수직으로 둔다.
② 입을 벌리고 혀를 뾰족하게 해서 앞으로 내민다.
③ 설첨으로 스틱을 3초 동안 민다.
④ 스틱을 뗀 후 혀의 힘을 빼고, 입술을 다물고 3초간 쉰다.

Point

- 혀를 입술이나 치아 사이에 끼우지 않도록 한다.
- 스틱으로 누를 때 힘의 세기에 주의한다(설첨이 뭉개질 정도로 누르지 않는다. 또한 살짝 만지는 정도로는 안 된다).
- 설첨이 둥글게 되지 않도록 한다.
- 설첨이 내려가지 않도록 한다.

립 트레이서

엑서사이즈의 목적

혀를 컨트롤하는 힘을 높인다.

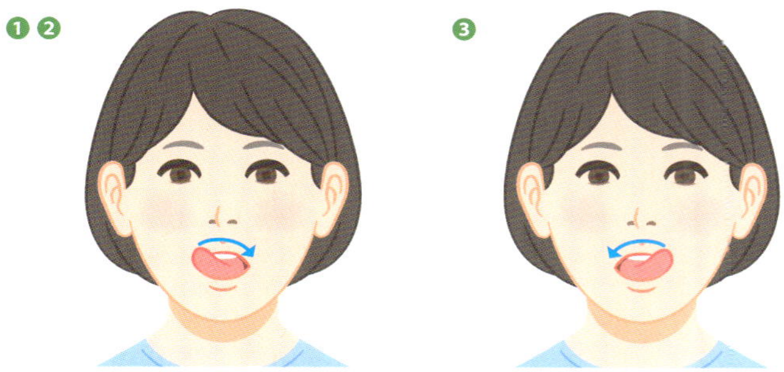

① 입을 벌리고 혀끝을 뾰족하게 하여 구각에 둔다.
② 10초를 세면서 반대쪽 구각을 향해 상순의 윤곽을 천천히 따라간다.
③ 반대쪽 구각에 도달하면, 마찬가지로 원래 위치로 돌아간다.

Point

- 가능한 한 입을 크게 벌리고 한다.
- 입술이나 치아 사이에 혀를 끼워 넣지 않도록 한다.
- 너무 조금씩 움직이지 않도록 한다.
- 설첨을 뾰족하게 하고 한다.
- 잘 움직여지지 않는 경우에는 스틱 등을 입술에 대어 설첨을 유도한다.

스폿(스폿 포지션)

엑서사이즈의 목적

바른 연하를 실시할 때나 안정 시에 설첨을 붙여 두는 위치를 기억한다.

● 스폿 포지션을 익히는 방법

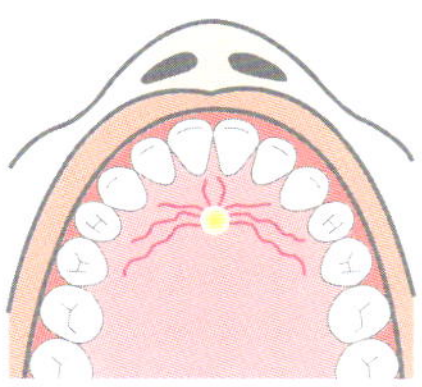

스폿
(절치유두의 후방부)

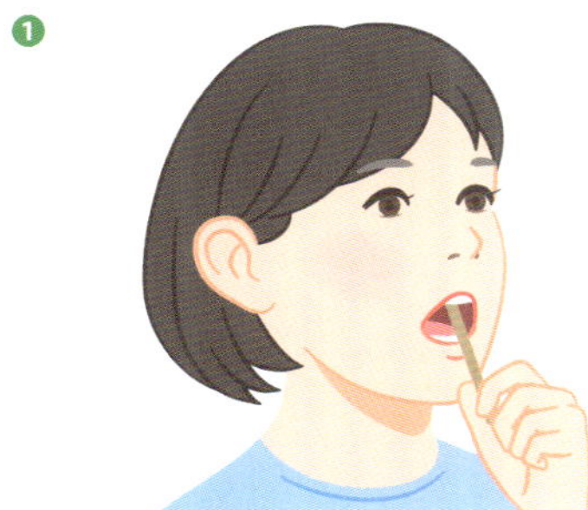

① 입을 크게 벌리고 스틱*을 스폿에 가볍게 대고, 5를 센다.

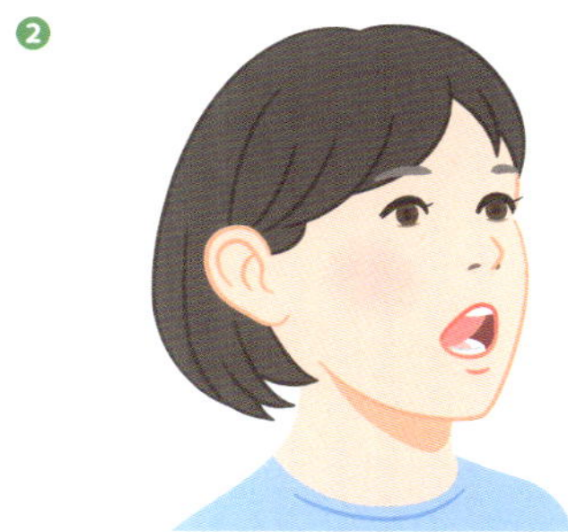

② 스틱을 떼고, 크게 입을 벌린 채로 혀를 뾰족하게 하여 설첨을 스폿에 붙여 5개를 센다.

Point

- 입을 크게 벌리고 하도록 한다.
- 설첨이 둥글게 되지 않도록 한다.
- 보호자에게 스폿의 위치를 확인받도록 한다.

*스틱: 아이스캔디 막대기처럼 생긴 목제 스틱. 폭 9~10mm, 길이 120~130mm, 두께 1~2mm 정도. 치과재료점에서 구입 가능하다.

포핑(텅 포핑)

엑서사이즈의 목적

혀 전체를 거상시키는 감각을 기억한다.

혀를 거상시키기 위해 필요한 힘을 기른다.

설소대를 충분히 늘린다.

❶ ❷

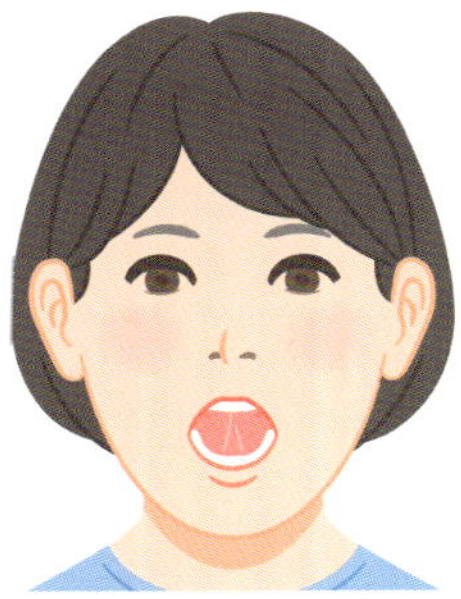

① 설첨을 스폿에 붙이고 혀 전체를 구개에 빨아 붙인다.

② 천천히 입을 크게 벌리고, 설소대를 가능한 만큼 늘린다.

❸

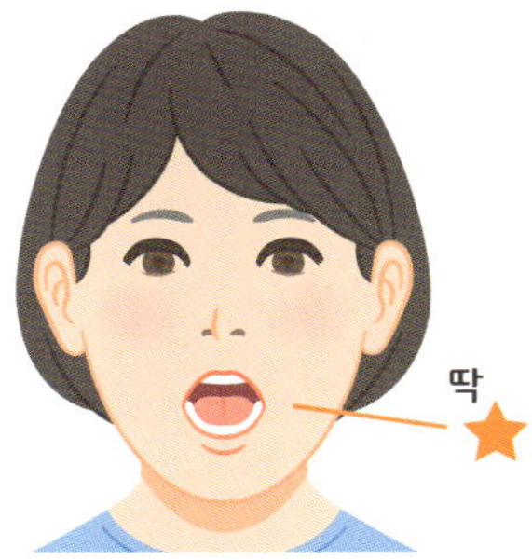

③ 혀로 구개를 튕기는 것처럼 '딱' 하고 소리를 낸다.

Point

- 설첨은 스폿의 위치에 있으며, 설배 전체가 구개에 딱 붙도록 한다.
- 소리를 내는 것이 목적이 아님을 설명한다.
- 혀 전체가 확실이 빨아올려져 설소대가 늘어나는 것을 확인하도록 지시한다.
- 좌·우 균등하게 혀가 빨아올려지도록 지시한다.
- 혀가 상악 구치 교합면에 올라가지 않도록 한다.
- 설첨이 둥글게 되지 않도록 한다.
- 설첨의 위치가 스폿에서 벗어나지 않도록 한다.

오픈 앤 클로즈

엑서사이즈의 목적

혀 전체를 거상시키는 감각을 기억한다. 혀를 거상시키는 데 필요한 힘을 기른다.
설소대를 충분히 늘린다.

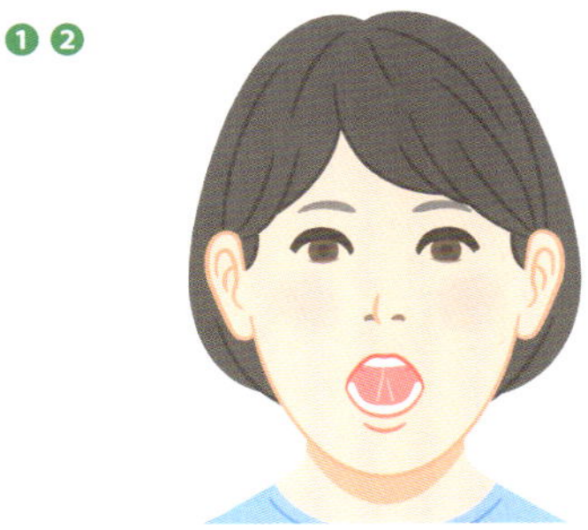

① 설첨을 스폿에 붙이고, 혀를 구개에 빨아 붙인다.
② 입을 천천히 크게 벌리고, 설소대를 가능한 만큼 늘린다.

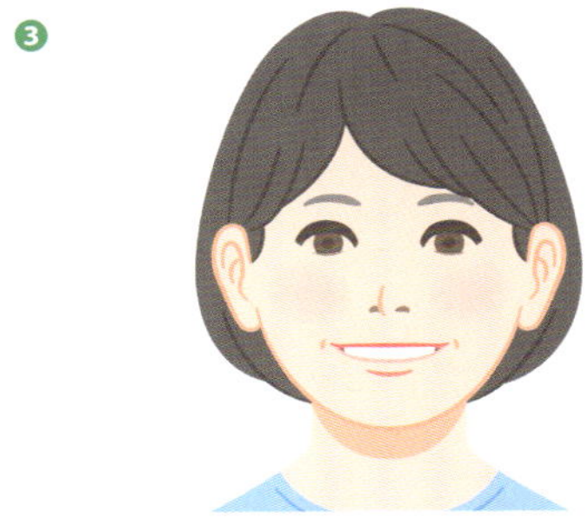

③ 혀는 구개에 빨아올린 채로 천천히 치아가 닿도록 다문다.

Point

- 포핑과 마찬가지로 혀를 구개에 빨아 붙이도록 한다.
- 치아를 다물었을 때 입술은 벌리고 혀는 거상된 채로 한다.
- 개폐 시 머리가 전방 및 좌·우로 틀어지지 않도록 한다.

텅 드래그(드래그 백)

엑서사이즈의 목적

전방에 있는 혀를 후방에 위치시킨다.

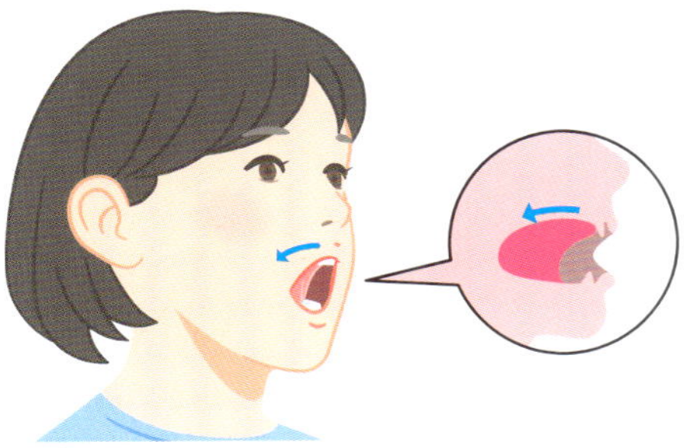

① 설첨을 스폿에 대고 혀 전체를 구개에 빨아 붙인다.
② 입을 크게 벌리고 혀 전체를 천천히 후방으로 움직인다.
③ 혀 전방부가 연구개에 닿으면 혀를 내린다.

Point

- 설첨이 둥굴게 되지 않도록 한다.
- 혀 전체를 평평하게 하고 똑바로 뒤로 끌도록 한다.
- 구개가 높거나 설소대가 짧은 경우에는 개구량을 줄인다.
- 도중에 혀가 구개에서 떨어진 경우에는 스폿 위치부터 다시 한다.

바이트(바이트 앤 마사지)

엑서사이즈의 목적

저작근의 기능을 정돈한다.

❶❷❸

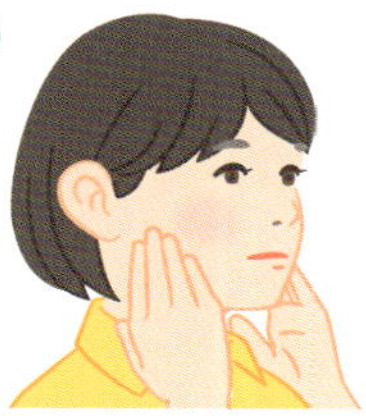

① 설첨을 스폿에 붙이고 뺨(교근)에 손가락을 둔다.
② 구치를 꽉 물어 근육이 딱딱해지는 것을 느낀다.
③ 그대로 힘을 빼고 쉰다.

❹

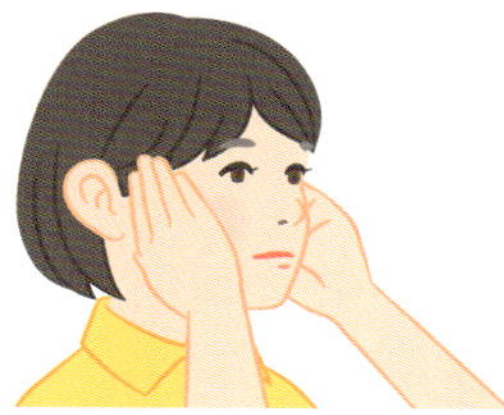

④ 관자놀이(측두근전부)에 손끝을 놓고, 이와 같이 한다.

❺

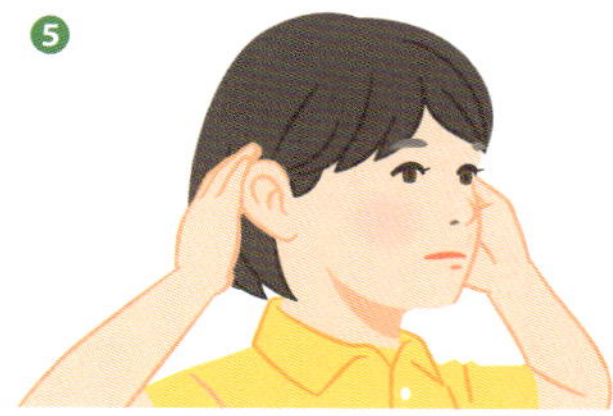

⑤ 귀의 상방부(측두근 후부)에 손가락 끝을 놓고 동일하게 실시한다.

Point

- 턱관절에 문제가 있는 환자에게는 증상이 나타나면 중지한다.
- 설첨은 항상 스폿에 붙여 두도록 한다.
- 근육의 움직임을 손가락으로 잘 느끼는 것이 가장 중요하다는 것을 설명한다.
- 안정 시에는 상·하 치아는 떨어져 있는 것이 필요하기 때문에 '항상 물고 있는 것이 좋지 않다'는 것을 동시에 설명한다.

껌 트레이닝(껌을 씹는 연습)

엑서사이즈의 목적

껌을 사용하여 저작근을 강화한다. 구치로 씹는 습관을 기른다.

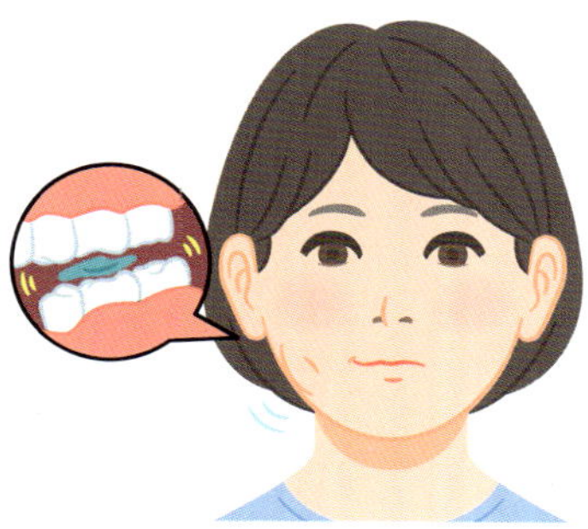

① 껌(슈가리스)을 대구치의 교합면에 두고, 전방으로 이동하지 않도록 구치로 천천히 씹는다.
② 반대측으로 껌을 이동시켜 마찬가지로 천천히 씹는다.
③ 좌 · 우 번갈아 가며 맛이 없어질 때까지 계속 씹는다.

Point

- 껌이 전방으로 이동하지 않도록 혀와 뺨으로 컨트롤한다.
- 껌을 씹을 때에는 입술을 다물도록 한다.

포스처

엑서사이즈의 목적

입술과 혀의 바른 위치를 기억하고 습관화할 수 있도록 한다.

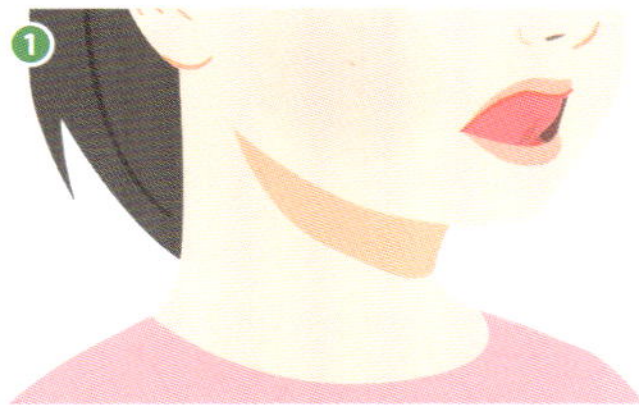

① 설첨을 스폿에 붙이고 혀 전체를 위턱에 빨아 붙인다.

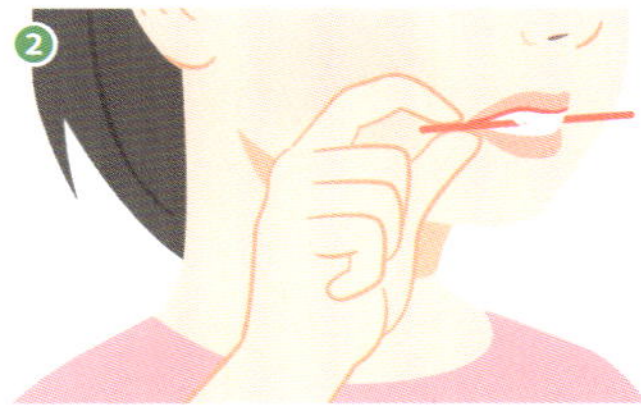

② 빨대를 상악견치 뒤에 두고 상 · 하치아로 가볍게 빨대를 물어 고정한다.

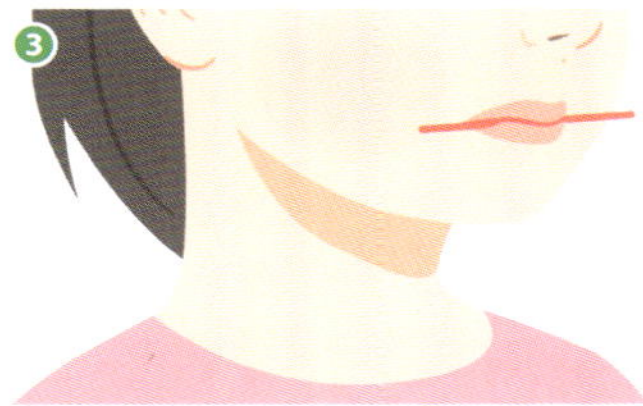

③ 입술을 다문다.

Point

- 빨대에 설소대가 닿지 않도록 한다.
- 혀가 빨대 밑으로 떨어지지 않게 한다.
- 저연령의 환자의 경우, 보호자의 감독하에 하도록 한다.

립엑서사이즈

엑서사이즈의 목적
입술 기능을 개선한다.

● 립 마사지 a

이런 환자에게…….

- 상순이 딱딱해서 잘 늘어나지 않는다.
- 상순에 힘이 없다.

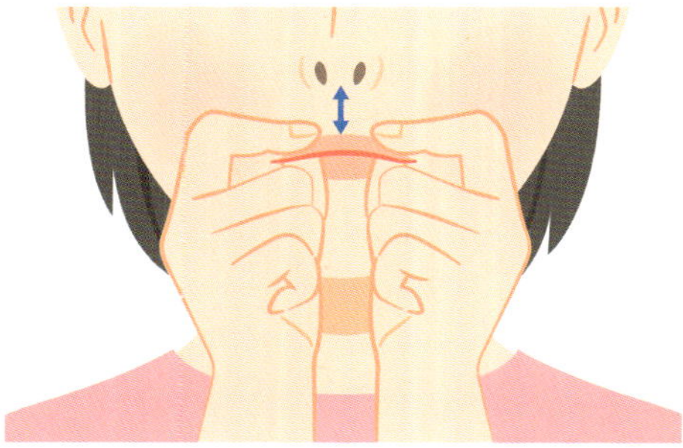

① 엄지손가락과 검지로 상순을 잡고 부드럽게 늘린다.

Point

- 혈류 촉진이 목적이기 때문에 지나치게 힘을 주지 않도록 한다.
- 언젠가 스스로 코밑을 늘릴 수 있도록 지도한다.

● 립 마사지 b

이런 환자에게…….

- 상순이 딱딱해서 잘 늘어나지 않는다.
- 상순에 힘이 없다.

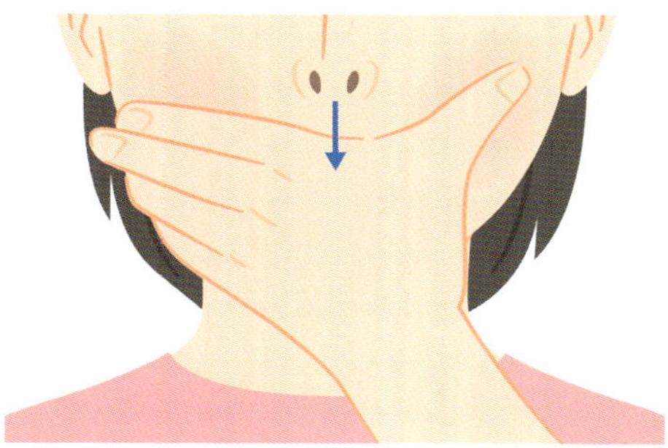

① 엄지손가락과 검지손가락을 벌려, 벌린 손가락 사이를 코 밑에 두고 천천히 아래로 당긴다.
② 힘을 빼고 쉰다.

Point

- 손가락 끝으로 뺨을 세게 누르지 않도록 한다.

● 립 마사지 c

이런 환자에게…….

- 상순이 들려 있다.
- 상순이 짧다.
- 상순이 딱딱해서 잘 늘어나지 않는다.
- 상순의 힘이 약하다.

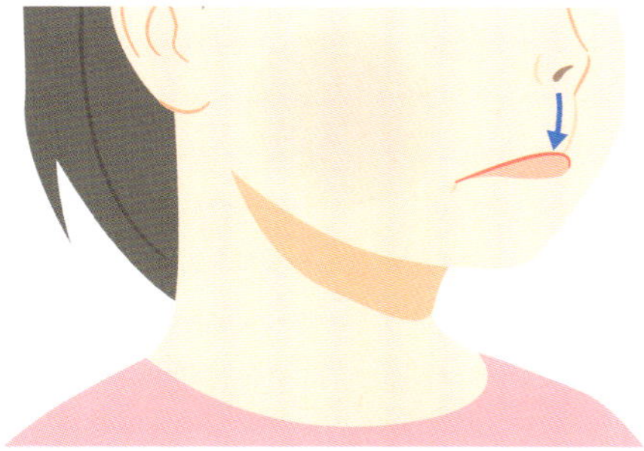

① 입을 벌리고 상순을 늘린다.
② 하순을 상순 위로 올려 코밑을 늘린다.
③ 입술의 힘을 빼고 쉰다.

Point

- 하악을 앞으로 내밀지 않도록 한다.
- 상순을 치아로 누르지 않도록 한다.

● 립 마사지 d

이런 환자에게…….

- 상순이 들려 있다.
- 상순이 딱딱해서 잘 늘어나지 않는다.
- 상·하순의 힘이 약하다.

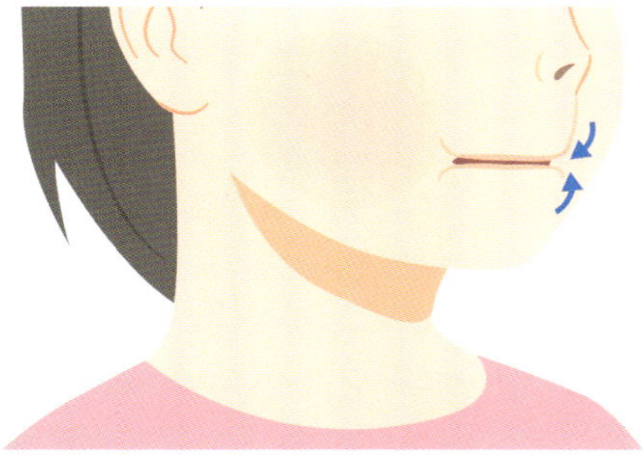

① 입을 조금 벌리고, 위 · 아래 입술로 전치를 덮는 것처럼 안쪽으로 늘린다.
② 입술의 힘을 빼고 쉰다.

Point

- 입술을 확실히 늘리도록 한다.
- 상·하 입술을 치아로 누르지 않도록 한다.

립플

이런 환자에게…….

- 상순이 들려 있다.
- 상순이 딱딱해서 잘 늘어나지 않는다.
- 상순의 힘이 약하다.

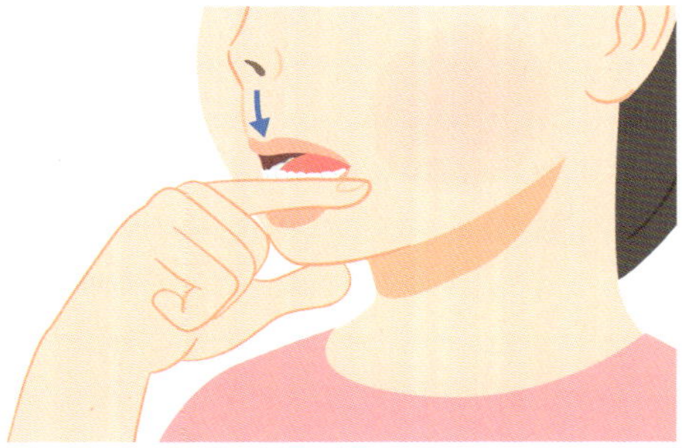

① 입을 크게 벌리고 검지를 하순에 올려 가볍게 밀어 내린다.
② 상순으로 상악 전치를 덮는 것처럼 코밑을 가능한 한 세게 하방으로 늘린다.
③ 손가락을 올린 채로 상순의 힘을 뺀다.

Point

- 손가락으로 밀어 내릴 때 하순이 말리지 않도록 한다.
- 하순에 힘을 주지 않도록 한다.
- 하악을 앞으로 내밀지 않도록 한다.

이-·우-

이런 환자에게…….

- 구각을 올릴 수 없다.
- 상·하 구순의 힘이 약하다.

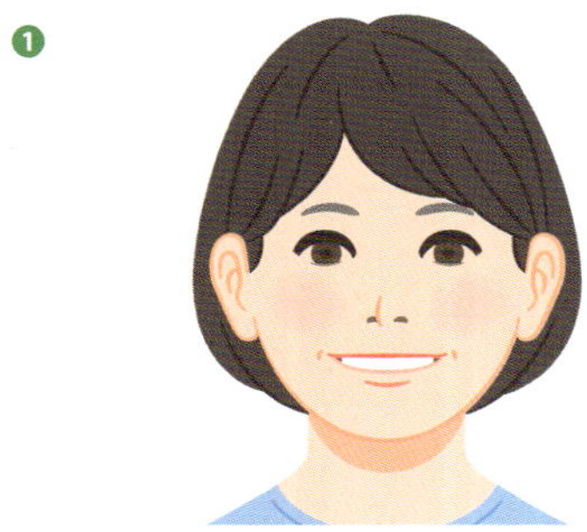

① 입을 가능한 한 옆으로 '이-' 하고 벌린다.

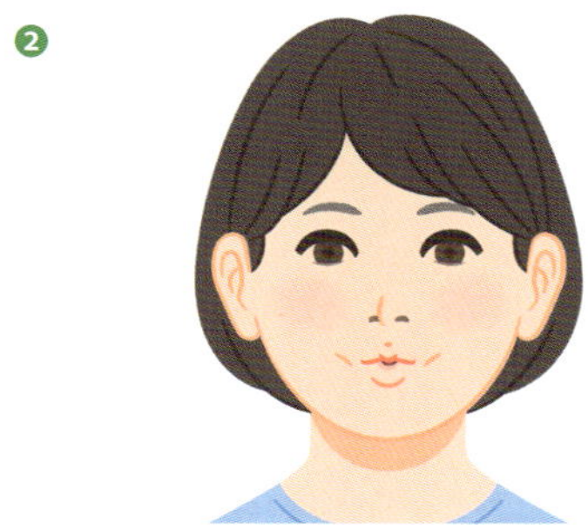

② 입을 가능한 한 오므리고 '우-' 하고 말한다.

Point

- 이-·우-의 입술 모양을 분명히 구별하도록 한다.

버튼 풀

이런 환자에게…….

- 상·하 구순의 힘이 약하다.

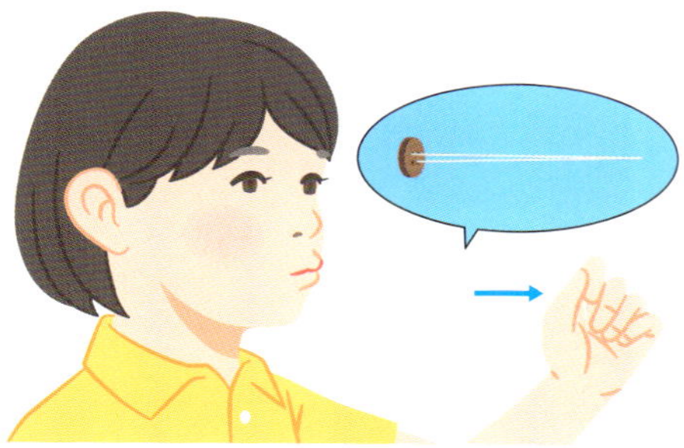

버튼은 직경 2.5cm의 크기로, 60cm의 실을 연결한다.

① 구치를 물고, 전치와 입술 사이에 단추를 끼우고 입술을 다문다.
② 입술에 힘을 주고 끈을 앞으로 당긴다.
③ 힘을 빼고 쉰다.

Point

- 입술의 힘만으로 버튼을 빠지지 않게 한다.
- 입술의 상하좌우의 중앙에 버튼을 위치시키도록 한다.

부록 콘텐츠에 대하여

'제4장'에서 소개하고 있는 각 엑서사이즈에 대한 설명은 환자에게 설명용 자료로, pdf로 다운로드하여 열람이 가능합니다. 집에서 엑서사이즈를 계속하기 위한 툴로 유용하게 사용할 수 있습니다.

부록 콘텐츠의 열람·다운로드는 이쪽

부록 콘텐츠의 열람과 다운로드는 이하의 QR 코드 및 URL에서 전용 웹페이지에 액세스해 주세요.

URL https://www.ishiyaku.co.jp/ebooks/446630/

※ QR 코드를 촬영하여 스마트폰에서 번역기능을 활용하여 보시거나, 사용하시는 브라우저(Chrome, 네이버 웨일, Microsoft Edge 등)의 주소창에 위 URL을 복사·붙여넣기 하신 후, 브라우저의 설정에서 번역기능을 활성화하시면 한국어로 내용을 확인하실 수 있습니다. (일부 브라우저에서는 해당 언어팩을 설치해야 번역기능이 정상적으로 작동합니다.)

사용법

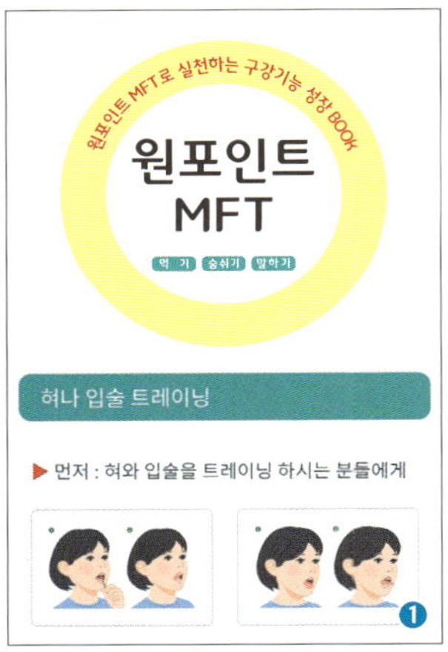

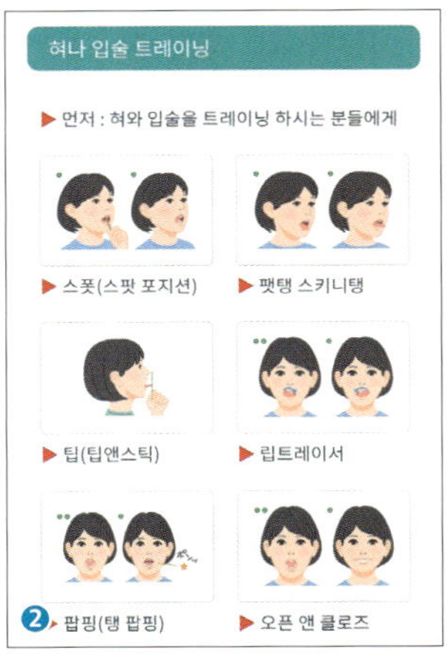

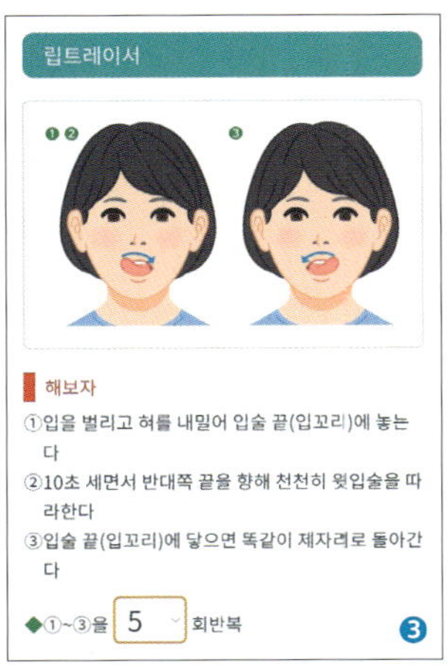

❶ 상기 웹페이지에 스마트폰, 태블릿 단말기, 컴퓨터 등으로 접속합니다.

❷ 화면상에 표시된 연습 중에서 환자에게 필요한 운동을 선정하고, 운동 일러스트를 선택합니다.

❸ 시행할 횟수를 지정하고, '환자용 QR코드 표시' 버튼을 선택합니다.

❹ 화면상에 판독용 QR코드가 제시되므로 환자의 스마트폰, 태블릿 단말기로 읽어 해당 페이지를 북마크해 주십시오. 필요한 연습에 대하여 ②~④를 반복합니다.

❺ 아래 QR 코드에서 pdf 해설 페이지를 보면서 연습할 수 있습니다.

QR 코드에서 pdf 해설 페이지를 다운로드할 수 있습니다.

● 부록 페이지에서 열람할 수 있는 운동

❶ 시작: 혀와 입술을 연습하시는 분들에게
❷ 스폿(스폿 포지션)
❸ 팻 텅·스키니 텅
❹ 팁(팁 앤드 스틱)
❺ 립 트레이서
❻ 포핑(텅 포핑)
❼ 오픈 앤 클로즈
❽ 텅 드래그(드래그 백)
❾ 바이트(바이트 앤 마사지)
❿ 껌 트레이닝(껌을 씹는 연습)
⓫ 포스처
⓬ 립 마사지 a
⓭ 립 마사지 b
⓮ 립 마사지 c
⓯ 립 마사지 d
⓰ 립플
⓱ 이-·우-
⓲ 버튼 풀

● 모든 트레이닝 PDF 데이터의 다운로드

'모든 트레이닝 PDF 데이터의 다운로드'에서 모든 운동의 설명용 자료(PDF)를 다운로드할 수 있습니다.

동작 환경

Windows 10 이상의 Microsoft Edge, Google Chrome 최신판
MacOS 10.15 이상의 Safari 최신판
안드로이드 9.0 이상의 Google Chrome 최신판
iOS 14 이상의 Safari 최신판
※환자의 단말기에는 QR코드 판독 기능이 필요합니다.
※피처폰에는 지원되지 않습니다.

주의사항

- 고객님께서 부담하시는 통신요금에 대해 충분히 이해하시고 이용하 주시기 바랍니다.
- 이 콘텐츠를 무단으로 복제, 공개적으로 상영·공중송신(송신가능화 포함)·번역·번안하는 것은 법률에 의해 금지되어 있습니다.

제 5 장

보호자에게 설명할 수 있는

구강기능 · 구강습관 Q&A

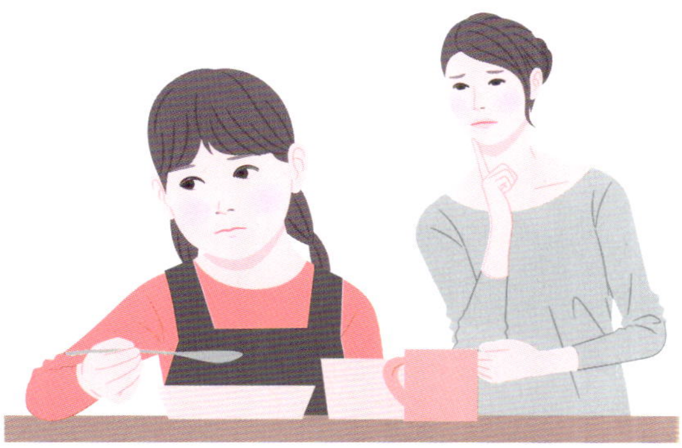

어린이의 구강기능이나 구강습관에 대해
보호자가 자주 묻는 질문과 대응 방식을
Q&A 형식으로 정리했습니다.

보호자에게 설명할 수 있는 구강기능·구강습관 Q&A

Inoue Mitsuko (쇼와대학 치학부 소아성육치과학강좌)

이 장에서는 어린이의 구강기능에 대해 보호자로부터 자주 듣는 질문 및 대응 방법을 소개하겠습니다.

Q1 손가락빨기 언제 어떻게 그만두도록 하면 좋을까요?

손가락빨기는 아이의 나이와 발달 상황에 따라 다릅니다. 유아기의 손가락빨기는 생리적인 것으로 구강기능의 발달에도 상당한 의미가 있다고 생각됩니다. 1~2세가 되면 놀이가 활발해지고 말도 늘어나기 때문에 낮 동안의 손가락빨기는 서서히 줄어들지만, 졸릴 때나 지루할 때 무의식의 손가락빨기나 불안·긴장 시 기분을 진정시키기 위한 손가락빨기는 아직 있을 수 있습니다. 생리적인 손가락빨기의 연장이라고 생각되며, 치열·교합에 미치는 영향도 현저하지 않으므로 지켜보는 것이 좋다고 생각됩니다.

3세가 넘어 유치원이나 보육원에서 집단생활을 경험하고 친구와의 놀이 등이 증가하면, 손가락빨기의 빈도는 자연스럽게 감소합니다. 그러나 주위에 흥미가 없거나 불안·긴장이 강하거나 즐겁게 활동할 수 있는 장소가 적은 아이에게서는 손가락빨기에 대한 의존이 높아져 습관화되는 경우도 있습니다(손가락 빠는 습관, 흡지벽). 이 시기까지의 손가락빨기는 엄지손가락을 빠는 경우가 많고(그림 1), 치열·교합에 영향을 주기 쉽기 때문에 우선 빈도를 줄여 보는 대응이 필요합니다. 바깥놀이나 손을 사용한 놀이 등을 증가시키거나 부모와의 스킨십 또는 아이에게 적극적으로 말을 걸어 말하는 것을 즐겁게 하는 대응이 권장됩니다.

4~5세가 되면 아이의 이해력이 높아지게 되어 손가락빨기가 치열에 영향을 주는 것에 대해 알기 쉽게 설명함으로써, 아이 스스로 '슬슬 그만둘까' 하는 마음을 기르도록 하는 것이 바람직합니다[1]. 아이를 꾸짖거나 억지로 그만두게 하는 것이 아니라, 아이의 기분을 받아 주면서 스스로 하지 않도록 도와주는 것이 바람직합니다.

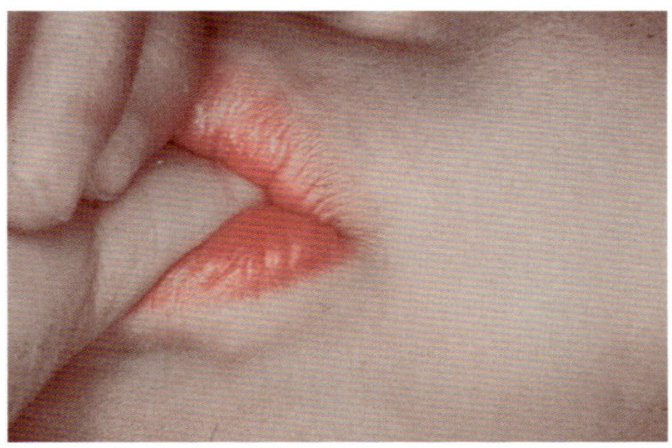

그림 1. 손가락빨기를 지속하고 있는 3세 아이.

Q2 공갈 젖꼭지를 계속 사용하면 어떤 문제가 있습니까?

빠는 행위는 아기(유아)에게는 자연스러운 행동입니다. 손가락빨기나 공갈 젖꼭지는 포유의 대상적인 행위로서 빨기 본능을 만족시켜 기분을 안정시켜 주는 것이라고 생각됩니다. 그러나 공갈 젖꼭지가 손가락빨기와 크게 다른 점은 손가락빨기는 유아 스스로 시작하는 행위인 데 반해, 공갈 젖꼭지는 부모로부터 주어지는 것입니다.

공갈 젖꼭지의 사용은 아이가 금방 울음을 그쳐 조용해지고, 쉽게 잠들게 되어 부모의 육아 스트레스를 경감시킬 수 있는 등의 장점이 있다고 알려져 있습니다. 한편 모유 수유의 경우에 유두 혼란(우유병의 선호도, 젖가슴으로 하는 수유를 싫어하는 것)을 일으키는 것은 아닌지, 말을 시작한 후에 말의 학습을 방해하는 것은 아닌지 하는 개념도 듣게 됩니다. 또 공갈 젖꼭지의 장시간·장기간 사용에 의해 치열·교합 및 구강기능에 영향을 받기 쉽다고 보고되고 있습니다. 유구치가 맹출되어 교합되는 2세가 넘도록 사용을 하면, 개교나 교차교합 등이 생기기 쉬운 점이나, 공갈 젖꼭지는 손가락빨기보다 빨고 있는 시간이 길어지기 쉽기 때문에 교합에 대한 영향도 빨리 나오기 쉽다는 점 등도 밝혀졌습니다[2].

일반적으로 말을 시작해서 단어를 기억하게 되는 1세가 넘어가면 사용하지 않도록 하고, 늦어도 2세반 정도까지는 사용을 중지하는 것이 바람직하다고 여겨집니다. 또한 공갈 젖꼭지를 주는 것 대신에 말을 걸거나 같이 노는 등 아이와의 접촉을 적극적으로 하는 것이 중요하겠습니다.

Q3 손톱깨물기에 대한 대응은 어떻게 하면 좋을까요?

손톱깨물기(교조벽)는 유아기에서는 3세 이후 주로 학동기에 보이는 경우가 많은 구강습관입니다. 자연스럽게 그만두는 경우가 많습니다만, 좀처럼 그만두지 못하고 성인이 되어도 지속하는 경우가 있습니다. 소아기에 보이는 구강습관 중에서는 손가락빨기와 함께 '신경성 습관'으로 자리매김하고 있지만, 손가락빨기보다 신경적인 요인이 크다고 생각됩니다.

손톱깨물기는 신경적인 긴장이나 스트레스가 원인이 되어 일어난다고 알려져 있으며, 환경의 변화 등이 습관이 발현되는 계기가 되기 쉽다고 여겨지고 있습니다. 긴장하기 쉽고, 민감하여 신경질적이고, 안정되지 않고 초조해지기 쉬운 아이에게 있을 수 있으며, 손톱을 깨무는 것에 의해 긴장의 고조나 스트레스를 발산시켜 기분을 진정시키려 하고 있는 것으로 생각됩니다.

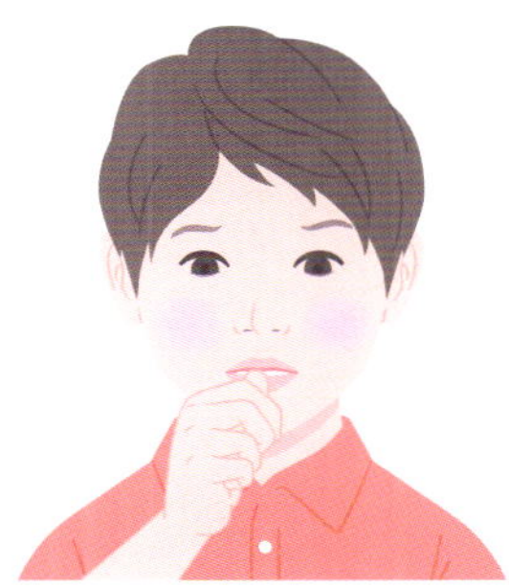

손톱깨물기에 대한 대응으로 유아기에는 본인이 납득하여 손톱을 깨물지 않도록 하거나(손톱을 짧게 깎기, 장갑 착용 등) 쓴맛의 매니큐어를 손톱에 바르는 등을 할 수 있습니다. 본인에게 그만둘 의사가 없는데 무리하게 하면 오히려 긴장이 고조되어 다른 습관으로 이행되는 경우도가 있으므로 주의해야 합니다. 부모의 대응도 과한 간섭이나 과잉보호를 줄이고, 가능한 한 아이가 자주적으로 행동하도록 여유 있는 생활태도를 취하는 것이 바람직합니다. 나이가 들면 본인 스스로 자각을 촉진하여 그만두도록 하는 행동으로 이어지거나, 다른 기분 전환 방법을 찾도록 도와주는 방법도 유효합니다.

Q4 고기나 섬유가 있는 야채 등을 먹지 않습니다. 잘 먹을 수 있게 할 수 있는 방법이 있을까요?

연령이 낮은 어린이가 고기나 섬유질이 있는 채소 등을 먹지 않는 경우에는 먹기 어려운(잘 씹히지 않는다, 삼키기 어렵다) 이유가 있는 것 같습니다.

유치가 다 나오기 전에는 으깨는 것이 필요한 음식을 잘 처리하지 못하기 때문에 1~2세의 아이가 덩어리져 있는 고기나 섬유질이 있는 채소 등을 먹기 어렵다고 느끼는 것은 당연합니다. 이유기가 완료되어도 제2유구치의 맹출 완료까지는 고기를 갈아서 사용하는 고기완자나 햄버거를 먹이거나 얇게 썬 고기에 칼집을 넣거나 채소도 적당한 길이로 잘라 가열하여 걸쭉하게 만드는 등, 치아로 으깨는 정도만으로 쉽게 삼킬 수 있는 조리 형태가 바람직합니다. 3세가 지나도 제2유구치가 교합되지 않는 아이에게도 이와 같은 배려가 필요합니다.

연령이 높아져 유치가 나온 후에도 고기나 섬유질이 있는 채소를 먹지 않는 아이의 경우에는 먹은 경험이 적고 딱딱함이나 식감에 익숙하지 않거나, 식욕이 없고 잘 씹지 않으면 안 되는 음식을 싫어하는 등의 이유가 있을 수 있습니다. 딱딱함이나 식감에 대해서는 섬유를 자르도록 하거나, 끓여서 부드럽게 조리하여 먹기 좋게 해주도록 합니다. 또 식욕이 없는 아이에게는 생활리듬을 정돈해 배고프게 함으로써 식욕을 높이거나 가족과 함께 식사 장소에서 조금이라도 먹으면 칭찬하는 등의 대응이 바람직합니다. 함께 쇼핑하러 가서 식재료를 고르거나 요리를 돕게 함으로써 먹을 수 있게 되는 경우도 있습니다.

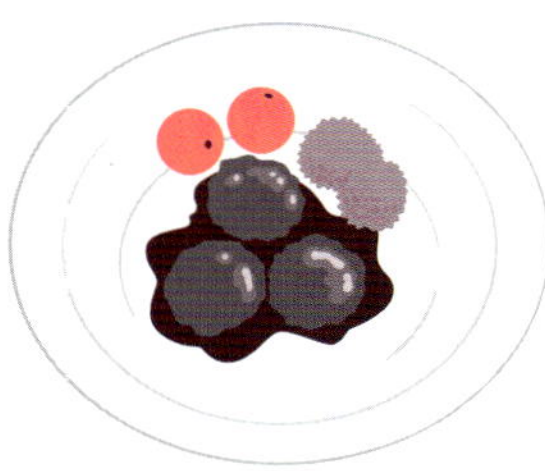
고기를 갈아서 만든
고기완자나 햄버거

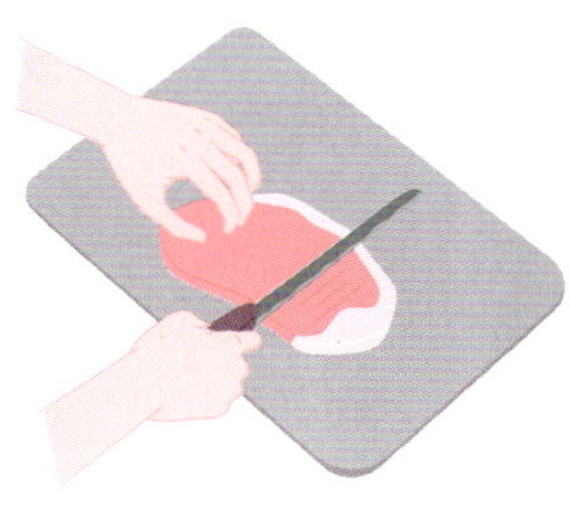
얇게 썬 고기에
칼로 칼집을 넣는다.

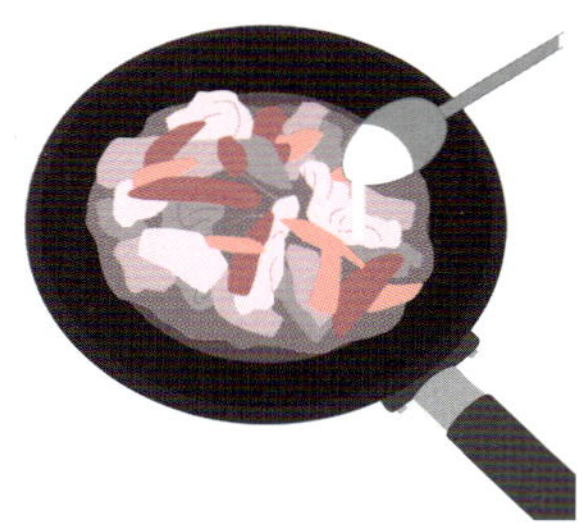
걸쭉하게
만든다.

Q5 먹는 데 시간이 걸리는데 어떻게 하면 좋을까요?

아이의 식사에 대하여 곤란한 점을 물으면, 3세 이상에서는 '먹는 데 시간이 걸린다'는 응답이 가장 많이 보입니다[3]. 먹는 데 시간이 걸리는 요인으로는 저작이 잘 안 되는 등 먹는 기능의 문제나 생활 상황·식환경 등 생활환경의 문제를 들 수 있습니다.

유치가 나온 3세 이후가 되면 다른 가족과 같은 음식을 주는 경우가 많지만, 유치의 맹출이 늦은 어린이에게는 제2유구치를 써서 으깨는 일에 익숙하지 않기 때문에, 씹기 어려운 음식이 많을 수 있다고 여겨집니다. 성인의 식사보다 조금 부드럽게 되도록 조리하는 것도 좋겠습니다. 이외에 진행 중인 충치나 부정교합에 의한 저작부전이 보일 수 있습니다. 설소대 부착이상에 의해 혀로 음식 처리가 어려운 등의 이유로 먹는 데 시간이 걸릴 수도 있습니다. 각각의 원인에 따라 필요한 치과치료나 대응을 보호자와 상담하도록 합니다.

또 생활 상황에서 배가 고프지 않기 때문에 식욕이 없거나, 호불호가 있어 먹고 싶지 않은 음식이 많거나, 주위에서 먹는 것에 대해 강요하는 등 식사가 진행되지 않아 음식을 먹는 데 시간이 걸릴 수 있습니다. 일상의 생활 리듬을 정돈하여 식사 전에 배고프게 하거나, 소식하는 아이에게 조금씩 먹는 양을 늘리거나, 가족이나 친구와 함께 먹는 것으로 호불호가 있는 음식도 조금씩 늘려 감으로써 식욕을 기르도록 합시다. TV를 켠 채로 있거나 장난감이 식탁 옆에 있으면 산만해져 식사 시간이 더 걸리기 때문에 식사에 집중하기 좋은 환경을 만드는 것도 중요합니다.

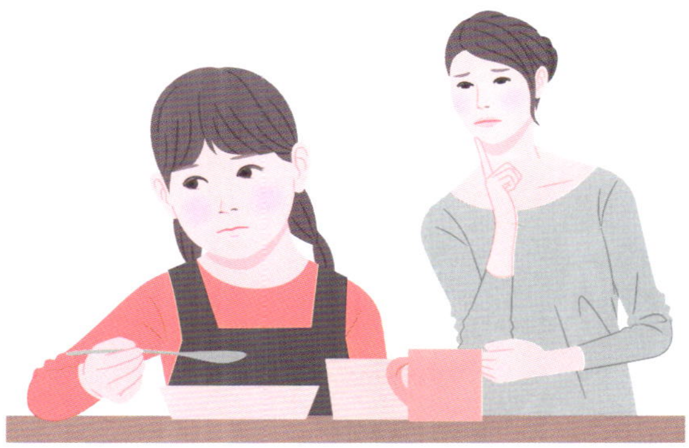

Q6 '늘 입을 벌리고 있는 것'과 충치나 치은염은 관계가 있습니까?

'늘 입을 벌리고 있다'는 것은 일상적으로 구순폐쇄부전을 보이는 상태로 구호흡을 동반하는 경우가 많기 때문에 여러 가지 영향을 받기 쉬운 것으로 보고되었습니다(구순폐쇄부전에 대해서는 p. 20~, 제1장 ② '호흡기능이 어려운 경우' 참조).

치과적으로는 입술이 항상 벌어져 있는 것으로 입술이나 구강내가 건조하여 입술에 균열이나 전치부 치은의 비후·염증(비후성 치은염), 전치 순측면의 착색 등이 보이기 쉬워집니다. 또한 입이 벌어져 있으면 고인 타액의 연하가 잘 되지 않기 때문에 침을 흘리거나 타액의 기능저하도 일어나기 쉬워집니다. 타액의 세정작용이나 중화·완충작용이 저하되면, 충치나 치은염이 생기기 쉬워지고 구취도 발생하기 쉬워집니다. 구순폐쇄부전이나 구호흡이 장기간 지속되면, 턱이나 치열의 발육에도 영향을 주어 상악전돌이나 개교 등의 부정교합이 심해지는 경우도 적지 않습니다.

의과적으로도 구호흡에 의한 영향으로 상기도 감염이나 만성기관지염 등을 일으키기 쉬워지고, 야간에도 입을 벌리고 자기 때문에 코골이나 수면 시 무호흡을 일으킬 가능성도 있습니다.

일상생활에서도 입을 벌린 채로 먹으면 저작·연하 부전을 일으키기 쉽고, 먹는 데 시간이 걸리고, 씹지 않고 그대로 삼키거나, 부드러운 음식을 좋아하거나, 음식을 흘리기 쉽거나, 짭짭 소리를 내면서 먹는 등 먹는 방법에 문제가 발생하기 쉽습니다(**먹는 방법의 문제에 대해서는 p. 1~, 제1장 ① '먹는 기능이 어려운 경우' 참조**). 재채기·콧물이 자주 나오거나, 말을 자주 되묻는 등 코나 귀와 연관된 증상을 자주 보이기도 합니다.

Q7 입술을 핥고 있어서 항상 입술이 거칠거칠합니다……

입술을 핥는 행위는 무의식적으로 하고 있는 경우가 많기 때문에 구강습관으로 생각하지 않는 경우가 있습니다만, 습관이 되면 입술이 거칠거칠해지고 균열이 생기기 쉽습니다. 구호흡을 동반하면 특히 입술 상태가 현저해집니다.

입술이 건조하면 입술을 촉촉하게 하기 위해 혀로 입술을 핥게 되지만, 타액이 표면에 묻은 것만으로 다시 입술이 건조해지므로 더욱 핥는 행위를 반복하게 되는 악순환에 빠지기 쉽습니다.

긴장해서 타액 분비량이 감소하면 입안이 건조해집니다. 입안이 건조하면 입술도 마른 느낌이 들어 입술을 혀로 핥는 행동이 무의식적으로 일어나기 쉬워집니다. 더욱이 심리적으로 긴장하기 쉬운 아이, 긴장의 정도가 강한 아이의 경우에는 입술을 핥는 일이 습관화되기 쉽습니다.

무의식적으로 행해지는 경우가 많기 때문에 3~4세 이상의 아이라면 본인의 자각을 촉구하고 의식하도록 할 필요가 있습니다. 구호흡이 있는 아이에게는 비호흡과 구순폐쇄를 촉구할 필요가 있습니다(**구순폐쇄 훈련에 대해서는 p. 30~【'늘 입을 벌리고 있는' 어린이에게 추천하고 싶다! '원 포인트 MFT'】 참조**). 입술이 건조하면 립글로즈 등을 주어 바르게 하고, 입술을 핥는 횟수를 줄이게 합니다. 학동기 이상의 아이라면 거울을 가지고 스스로 체크하도록 하면 좋습니다. 긴장이나 타액 감소에 대한 대응으로 긴장한 경우에는 깊게 호흡을 하거나 물을 조금씩 자주 마시는 것을 추천합니다. 또한 타액 분비를 촉진하기 위해 껌(가능하면 슈가리스)을 씹는 것도 하나의 제안이 될 수 있습니다. 우선은 아이의 심리적인 안정을 꾀하도록 하는 것이 중요하다고 생각합니다.

Q8 유치원의 친구에게 발음에 대해 놀림받는 것 같습니다. 어떻게 접근하면 좋을까요?

말을 배우는 것이 1~2세라고 한다면 유아말(유아음)이거나 발음이 뚜렷하지 않아도 주위에서 허용될 수 있습니다만, 3세를 넘어 유치원 등에 들어갈 즈음에는 발음 오류 및 불명료한 발음을 지적받거나 놀림을 받는 경우가 있습니다.

아이들이 대부분의 발음을 획득하는 것이 5세 지나서라고 하지만, '사'행 음이나 '라'행 음이 완성되는 것은 6~7세경이라고 합니다. 3~4세에서는 아직 발음이 자연스럽게 개선될 가능성도 있으므로, 5세경까지는 경과 관찰하는 경우가 많다고 생각됩니다. 단, 보육원·유치원에서 혀짧은 소리로 친구들에게 놀림당해서 심리적인 스트레스를 느끼거나 친구에게 말을 거는 것을 주저하거나 말하는 것을 즐기지 않는 일이 일어날 가능성도 있습니다. 원인을 파악하여 발음 훈련 등 할 수 있는 것을 보호자와 함께 생각할 필요가 있습니다.

발음할 때 사용하는 혀나 치아의 형태이상(설소대 부착이상이나 부정교합 등)이 원인이라고 여겨지는 경우, 그에 대한 대응을 상담합니다. 특히 설소대단축에 의한 혀의 운동제한이 현저한 경우(그림 2-①, ②)에는 3~4세경부터 혀 훈련을 시작하고, 5세가 되어도 개선이 보이지 않으면 설소대절제술을 검토할 필요가 있습니다(설소대절제술 전·후의 혀 훈련, MFT에 대해서는 p. 46~ 참조).

구강습관으로 혀 돌출 습관이나 이상연하 습관이 보이는 경우에도 발음 시 혀가 상·하악 전치 사이에 돌출되어 발음에 영향을 주기 쉬워집니다. 이해력이 높아져서 지시에 따른 행동을 취할 수 있게 되면, 우선은 안정 시나 연하 시의 혀 위치(설위)를 기억하는 훈련을 실시하는 것이 추천됩니다(스폿, p. 85 참조). 습관의 개선과 함께 발음 기능도 개선하기 쉬워질 것입니다. 유아음은 자연스럽게 개선되는 것을 기다렸다가 발음 완성 후에 대응하는 것이 좋다고 생각됩니다만, 그동안 주위의 어른이 가능한 한 올바른 발음으로 말을 걸거나 말하는 기회를 늘려서 말하는 것을 즐겁게 하여, 일상생활에서 입술이나 혀를 잘 움직이도록 하는 것이 중요할 것입니다(발음 문제와 그 대응에 대해서는 p. 36~, 제1장 ③ '말하는 기능이 어려운 경우' 참조)

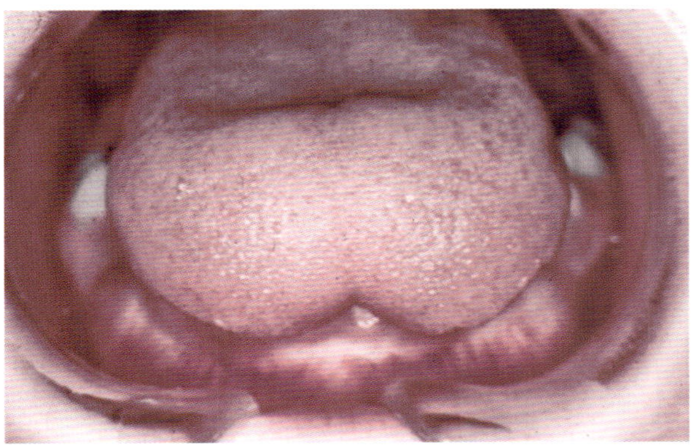

① 혀를 전방으로 돌출시키면 하트형이 된다.

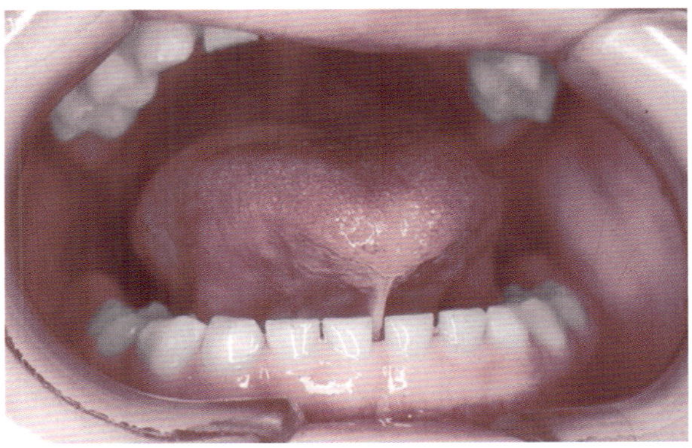

② 설첨 및 설배를 거상할 수 없으면 발음 기능이나 먹는 방법에 영향을 주기 쉽다.

그림 2. 설소대 부착이상.

Column

교육현장에서의 구강기능에 대한 대처

Maruyama Shinichiro (앨리스밤비니소아치과)

● '구강기능'에 대한 대처의 역사

초등학교 및 유치원·브육원에서 구강기능에 대한 대처는 구강기능의 발달부전이나 이상이 있는 아이만을 대상으로 하는 것이 아니라, 학교생활에서 건전한 구강을 기르는 것을 목표로 하여 집단적으로 실시되고 있습니다. 그러나 양치질 지도 등과 같이 전국적으로 일률적으로 행해지는 것이 아니라, 구강기능의 육성에 의욕적인 일부의 학교치과의·원촉탁치과의나 양호교사, 담임교사, 유치원교사, 어린이집 간호사 등이 진행하고 있는 것이 현재 상황입니다. 이 Column에서는 그 구체적인 대처에 대해 소개하겠습니다.

역사적으로 '구강기능' 대응 활동은 특별한 것이 아니라, 학교생활 중 '식사' 관련 활동으로 행해져 왔다고 생각합니다. 에도시대의 학교에서 가르친 Kaibara Ekiken의 "양생훈"*이 유명합니다만, 1872년(메이지 5년)의 학제 개혁(학제령포) 이후, 초등학교에서 대응해 온 것으로 필자는 알고 있습니다. 1937년(쇼와 12년)에 Nakahara Ichigoro(일본치과대학의 창시자)가 학교급식에 현미를 추천하였고, Ishizuka Sagen이 제창하는 한 입 먹을 때마다 80회 저작하는 '식양도'를 가르쳤습니다. 요즘은 2005년에 식육 기본법이 제정된 것으로부터 '먹기'를 중심으로 하는 '먹는 교육'이 전국 학교에서 펼쳐지고 있습니다. 이에 따라 후생노동성도 2009년에 '카밍30'*을 제창하였습니다. 그 이전에는 일본저작학회가 제창한 '히미코노하가이이제(히미코의 치아가 좋아요)'*나 '프레처 씨의 한 입 먹을 때 30회 씹는 건강법' 등이 유명하였고, 학교의 건강 교육이나 먹는 교육에 사용되고 있었습니다. 현재는 저작뿐만 아니라 연하나 발음, 호흡 등에 대해서도 학교에서 교육받을 수 있도록 된 것은 치과계가 이러한 문제에 주목하게 되면서부터라고 생각됩니다.

● 교육현장에서의 '늘 입을 벌리고 있는' 것에 대한 대처

필자는 일본 학교치과의회의 임원으로서 전국의 학교치과보건활동에 열심인 학교를 방문하는 것이나, 전국학교치과 보건연구대회에서 실전발표를 들을 기회가 있었습니다. 그중에서 기억에 남아 있는 것은 2009년도의 제59회 전국학교치과보건연구대회(히로시마시)에서 발표된 히로시마현 후쿠야마시립 구마노초등학교의 대처였습니다. 구마노초등학교에서는 매일 아침, 10분간의 묵독(조용히 글 읽기)을 일과로 하고 있었습니다. 그때 양호교사가 '늘 입을 벌리고 있는(구순폐쇄부전)' 아이들이 많은 것을 눈치 채고, 학교치과의사가 추천한 구순폐쇄 개선용 장치 '포칸 X'(그림 1)를 사용하여 묵독을 하는 동안에 입술을 다무는 연습을 했다고 합니다. 그 결과, 그 해의 인플루엔자 감염이 줄어 수업 중에도 집중하여 교사의 이야기를 듣게 되었

*양생훈: 유학자·의사인 카이바라 에키켄에 의해 건강하고 장수하기 위한 에센스가 기록된 책.

*카밍30(카밍산마루): 한 입 먹을 때 30회 이상 씹는 것을 목표로 한 캐치프레이즈. '치과보건과 식육 본연의 자세에 대한 검토회'에 의한 보고서 '치아·구강의 건강과 식육~ 카밍30을 목표로~'(2009년)에서 제안되었다.

*히미코노하가이이제제: 고대 일본 여왕인 히미코 시대의 저작 횟수가 현대의 6배였다는 내용에서 착안해 씹는 것의 효용을 알기 쉽게 표어로 한 말.

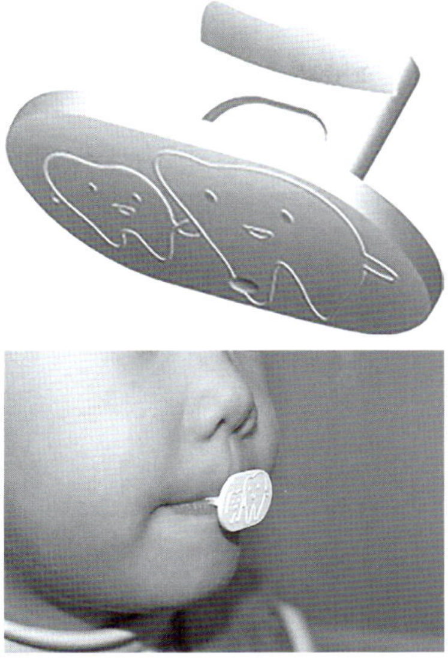

그림 1. 포칸 X. (제조판매원: 오랄아카데미)

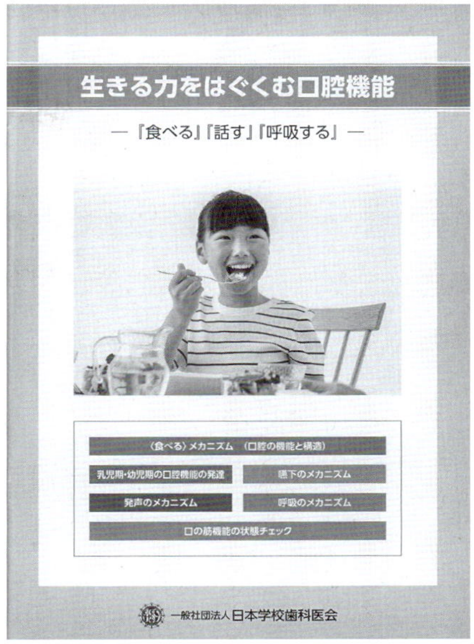

그림 2. 사는 힘을 기르는 구강기능—'먹다', '말하다', '호흡하다'(일본 학교치과의회).

다고 발표하였습니다. 당시, 일본 소아치과학회에도 입을 다물지 못하는 아이의 증가가 화제가 되고 있었고, 알레르기성 비염을 가지고 있는 어린이들이 많아 고민스러운 문제였습니다. 그러나 쿠마노초등학교에서의 이야기를 듣고 '하면 된다'는 생각을 하게 되었습니다.

또한 일본학교치과의회에서는 학교치과보건활동으로 구강기능에 대한 시점을 넓히기 위해서 2018년도에 "삶의 힘을 기르는 구강기능—'먹다', '말하다', '호흡하다'"(그림 2)라는 책자를 만들어 회원 및 학교 현장에 배부하였습니다. 구강기능 건전육성위원회가 제작한 이 책자는 학교 현장의 양호교사나 교직원들도 알기 쉽도록 간결하게 설명되어 있습니다. 참고로 구강기능의 체크 표(그림 3)를 게재하오니 활용하시기 바랍니다.

위원회로부터 제안 구강의 근기능 상태를 체크해 봅시다!

항목	체크
1. 입을 다물고 코로 숨을 쉬면 힘들다.	☐
2. 늘 입을 다물지 못하고 벌리고 있다.	☐
3. 입술을 무리해서 다물면 근육이 긴장되어 이부(하악 선단)에 매실장아찌 같은 주름이 생긴다.	☐
4. 입술을 다물면 'ㅅ' 자가 된다.	☐
5. 늘 혀가 하악 전치를 누르거나 상 · 하악 치아 사이로 나온다.	☐
6. 설연(혀 측면)이 치아 형태처럼 울룩불룩하다.	☐
7. 혀를 내밀면 혀끝이 들어가 하트형이 된다.	☐
8. 삼킬 때 혀가 치아와 치아 사이에 끼어 들어가게 된다.	☐
9. 삼킬 때 입술에 힘이 들어간다.	☐
10. '사'행이나 '타'행을 발음할 때 상 · 하악 치아 사이에서 혀가 나온다.	☐

체크 항목에 따라 이하의 상태를 생각할 수 있습니다.

- '1', '2'에 체크한 경우 …… 비호흡이 잘 되지 않는 가능성이 있습니다. 만성비염, 알레르기성 비염 및 아데노이드 비대가 의심되는 경우에는 이비인후과 진료를 받아보시기 바랍니다.
- '3', '4'에 체크한 경우 …… 입술에 근력이 약할 가능성이 있습니다. '3'에 관해서는 드물게 상악전돌이 현저한 아이에게 보이는 경우가 있습니다.
- '5'~'8'에 체크한 경우 …… 혀의 위치이상이나 형태이상이 의심됩니다. 저위설(혀의 선단이 하악 전치의 안쪽에 있음)이 의심됩니다. 또한 저위설에 의해 기도가 좁아져 구호흡이 되는 경우가 있습니다.
- '8', '9'에 체크한 경우 …… 이상 연하습관(혀 습관)이 있을 가능성이 있습니다.
- '7', '10'에 체크한 경우 …… 구음이상이 의심됩니다. 설소대가 짧은 사람(설소대: 혀 하방의 인대)으로, 발음하기 어렵거나 음식을 삼키기 어려운 증상이 보이는 경우가 있습니다.

상기의 상태가 의심되는 경우, 담당 치과의사와 상의해보는 것이 추천됩니다.

그림 3. 구강기능의 체크 표.

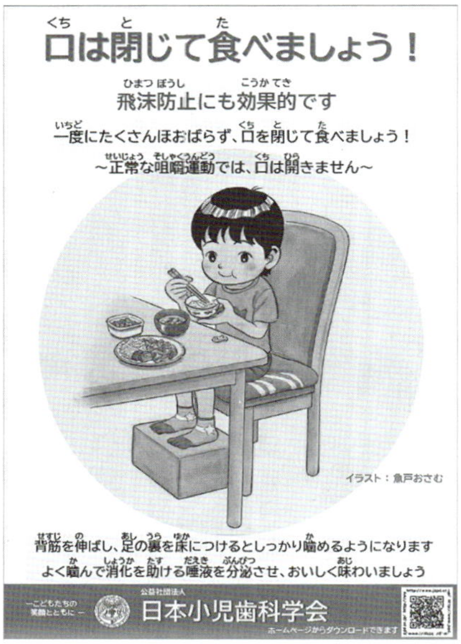
口は閉じて食べましょう！
飛沫防止にも効果的です
一度にたくさんほおばらず、口を閉じて食べましょう！
～正常な咀嚼運動では、口は開きません～
イラスト：魚戸おさむ
背筋を伸ばし、足の裏を床につけるとしっかり噛めるようになります
よく噛んで消化を助ける唾液を分泌させ、おいしく味わいましょう
日本小児歯科学会

그림 4. 일본 소아치과학회 포스터.

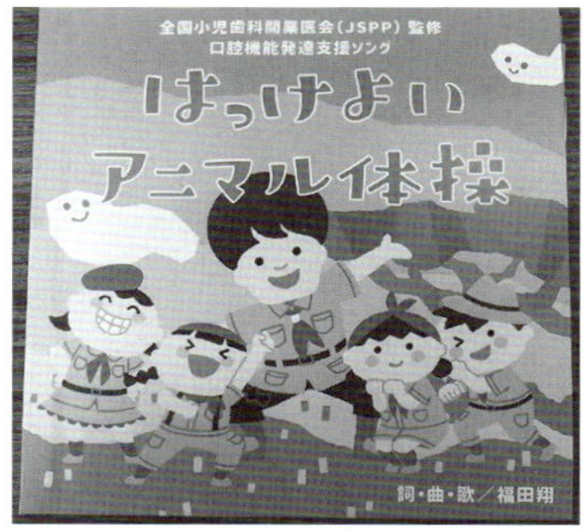
全国小児歯科開業医会（JSPP）監修
口腔機能発達支援ソング
はっけよい
アニマル体操
詞・曲・歌／福田翔

그림 5. '하케요이 애니멀 체조' CD.

2020, 2021년도는 신형 코로나바이러스감염증의 팬데믹에 의해 마스크 생활을 피할 수 없게 되었습니다. 성인이나 아이 모두 마스크를 쓴 상태에서는 구호흡이 되기 쉽기 때문에 일본소아치과학회에서는 그림 4와 같이 구강기능을 위한 포스터를 만들어 홍보하고 있습니다. 또 전국소아치과개업의회에서는 구강 체조를 겸한 건강 체조 '하케요이(일본 씨름 용어) 애니멀 체조'를 고안해 동영상을 만들어 회원과 연계된 초등학교, 유치원, 보육원에 CD를 배포하고 있습니다(그림 5). YouTube(https://youtu.be/78zWUMApxzo)에서도 시청할 수 있습니다.

구강기능 건전육성에 대해서는 유치원이나 보육원에서 전국적으로 하고 있습니다만, 제1장의 '부글부글 가글'이 있습니다. 인플루엔자의 유행시기에는 '와글와글 가글'이 권장되었지만, 1년이 지난 시점에서 식후의 양치와 동시에 '부글부글 가글'을 하는 것으로 구강기능 건전육성과 연결되어 있습니다.

그 외에 전국 소아치과개업의회 회원에게 컵 안의 물을 빨대로 부글부글 거품을 내는 것이나, 종이풍선 또는 고무풍선을 불거나, 입으로 부는 장난감을 가지고 놀면서 할 수 있는 구강기능의 대처에 관한 정보를 유치원·보육원의 선생님에게 제공하였더니, 많은 곳에서 실천할 수 있었습니다. 또한 초등학교에서는 '아이우베 체조'*를 도입하고 있는 학교도 많이 있다고 들었습니다.

이와 같이 전국적으로 교육현장에서의 구강기능 건전육성에 관심을 가질 수 있도록 치과 관계자가 앞장서지 않으면 안 되는 시대가 되었습니다.

***아이우베 체조:** Imai Kazuaki 씨(후쿠오카시·미라이클리닉)가 고안한 구호흡을 비호흡으로 개선하기 위한 체조.

참고문헌

시작하면서

1) 太田百合子：食事は楽しいが一番大事．ぎゅって 首都圏版，12：4-7，2022.
2) 日本歯科医学会：小児の口腔機能発達評価マニュアル（2018 年）．https://www.jads.jp/date/20180301manual.pdf
3) 小椋正之：2040 年を見据えた 8020 運動の展開～歯科保健医療を取りまく環境～．8020，21：102-106，2022.

제 1 장　이런 것에 어려움을 겪고 있지 않습니까? 구강기능의 어려움에 대한 조언

① 먹는 기능이 어려운 경우

1) 阿部伸一：基本のきほん 摂食嚥下の機能解剖．医歯薬出版，2014.

② 호흡기능이 어려운 경우

1) Nogami Y, Saitoh I, Inada E, et al：Prevalence of an incompetent lip seal during growth periods throughout Japan：a large-scale, survey-based, cross-sectional study. Environ Health Prev Med, 26（1）：11, 2021.
2) 山口秀晴，大野粛英，嘉ノ海龍三監修：MFT 入門 初歩から学ぶ口腔筋機能療法．わかば出版，2007.
3) 山口秀晴，大野粛英，高橋　治，橋本律子監修：増補カラー版 MFT 臨床 指導力アップ・アドバンス編．わかば出版，2018.
4) 山口秀晴，大野粛英，橋本律子：はじめる・深める MFT お口の筋トレ実践ガイド．デンタルダイヤモンド社，2016.
5) 大野粛英，山口秀晴，嘉ノ海龍三ほか：ライフステージに合わせた口腔機能への対応 MFT アップデート．医歯薬出版，2018.

③ 말하는 기능이 어려운 경우

1) 構音臨床研究会編：新版 構音検査「単語検査」絵カード，千葉テストセンター，2010.
2) 能登谷晶子編：お子さんに関する悩みに言語聴覚士がお答えします ことばの障害と相談室．エスコアール，2012.
3) 武井良子：もっと知りたい MFT フロントランナーからまなぶ口腔筋機能療法の“いま”8．発音障害と MFT．デンタルダイヤモンド，47（5）：78-87，2022.
4) 根本京子，山下夕香里，石野由美子ほか：舌小帯短縮症患者における機能障害の認知度と自覚症状について—アンケート調査による検討．日口腔科会誌，49（6）：356-362，2000.
5) 石野由美子，山下夕香里，根本京子ほか：舌小帯短縮症の重症度と機能障害について—舌の随意運動機能，構音機能，摂食機能についての定量的評価の試み．日口腔科会誌，50（1）：26-34，2001.
6) 加藤正子，竹下圭子，大伴　潔：特別支援教育における構音障害のある子どもの理解と支援．学苑社，2012.
7) 日本口腔筋機能療法学会編：やさしくわかる MFT．わかば出版，2014.

8) 遠藤由美子，鈴木規子，山下夕香里ほか：著しい舌癖を有する口蓋化構音の1治験例—特に筋機能療法を応用した/s/音の構音訓練について．音声言語医学，38（1）：11-19，1997.
9) 武井良子：発音が気になる【山口秀晴，大野粛英，橋本律子：はじめる・深めるMFT お口の筋トレ実践ガイド】．デンタルダイヤモンド社，2016．38-45.
10) 武井良子：患者さんの困りごとにアプローチ！ MFTを活用した口腔機能への対応（Part 4）話す機能への支援．デンタルハイジーン，39（10）：1045-1048，2019.
11) 大野粛英，山口秀晴，嘉ノ海龍三ほか：ライフステージに合わせた口腔機能への対応 MFTアップデート．医歯薬出版，2018.
12) 山下夕香里，武井良子，佐藤亜紀子ほか：わかりやすい側音化構音と口蓋化構音の評価と指導法 舌運動訓練活用法．学苑社，2020.

제2장 알아 두면 좋은 구강습관

1) 石川雅章：発達期の口腔習癖への対応．口腔病会誌，73（2）：165-171，2006.
2) Moyers RE：Handbook of Orthodontics. 3rd ed. Year Book Medical Publishers, 1972. 257-258, 735-743.
3) 工藤みふね，高橋昌司，五十川伸崇ほか：舌突出癖を有する小児の構音特性—第1報 歯茎音/s/の音声音響分析．小児歯誌，43（1）：79-84，2005.
4) 小林重行，加藤 熙，小栗 威ほか：学童における口呼吸徴候の調査（第1報）．日歯周病会誌，16（1）：328-334，1974.
5) 中村嘉男：咀嚼運動の生理学．医歯薬出版，1998.
6) 飯田順一郎，葛西一貴，後藤滋巳ほか：歯科矯正学 第6版．医歯薬出版，2019.
7) 高橋滋樹：拡大と抜歯を併用した叢生症例にみる，適切な形態と機能の改善【クインテッセンス出版編：臨床家のための矯正YEARBOOK 2021】．クインテッセンス出版，2021．60-67.
8) 高橋 治，高橋未哉子：口腔筋機能療法 MFTの実際 上巻 MFTの基礎と臨床例．クインテッセンス出版，2012.
9) 中田 稔，落合靖一，浅野秀明：双生児に見られた拇指吸引癖による乳歯列開咬の自然治癒例．小児歯誌，3（1）：52-57，1965.
10) 黒田敬之：吸啜運動時の口腔内圧の研究．口腔病会誌，31（4）：276-300，1964.
11) 高橋昌司，鈴木 亮，渡部 茂：咬唇癖を有する患児に矯正治療を優先させた6例．小児歯誌，54（3）：396-404，2016.
12) 大野秀夫，田中克明，深井穫博：行動科学にもとづくOral Habits中止支援の実際 口腔習癖からみた咬合異常への取り組み．東京臨床出版，2010．35.
13) 筒井照子，西林 滋，小川晴也：態癖—力のコントロール．クインテッセンス出版，2010．68-69.
14) 金子忠良，豊田 潤，近津大地：小帯切除術．小児口腔外科，21（1）：25-32，2011.

제3장 구강기능과 MFT

1) 高橋未哉子：口腔筋機能療法【全国歯科衛生士教育協議会監修：最新歯科衛生士教本 咀嚼障害・咬合異常2 歯科矯正 第1版】．医歯薬出版，2011．173-181.
2) 大野粛英，山口秀晴，嘉ノ海龍三ほか：ライフステージに合わせた口腔機能への対応 MFTアップデート．医歯薬出版，2018.
3) Zickefoose WE, Zickefoose J：Definition of orofacial myofunctional disorders【Techniques of Orofacial

Myofunctional Therapy. Basic Course Manual】. O.M.T. Materials, 2002. 2.
4) 高橋　治，高橋未哉子：口腔筋機能療法 MFT の実際 上巻 MFT の基礎と臨床例．クインテッセンス出版，2012.
5) 高橋未哉子，高橋　治：口腔筋機能療法 MFT の実際 下巻 口腔機能の診査とレッスンの進めかた．クインテッセンス出版，2012.
6) 大野粛英，橋本律子：オーラル・フレイル対策に MFT を役立てよう！ DHstyle，10（8）：79-90，2016.
7) 天川智央，長尾龍典，鈴木仙一：サルコペニア（加齢性筋肉減弱症）の予防と MFT の関係【庄野太一郎ほか編：オーラル・インプラント・リハビリテーション・シリーズ Vol.3 口腔機能回復編 第 1 版】．クインテッセンス出版，2016．35-54.
8) 高橋浩二：オーラルフレイルと「口腔機能低下症」— MFT の活用に向け—【山口秀晴ほか監修：増補カラー版 MFT 臨床 指導力アップ・アドバンス編】．わかば出版，2018．161-166.
9) 日本歯科医学会：小児の口腔機能発達評価マニュアル．2018．44. https://www.jads.jp/date/20180301manual.pdf
10) Frey L, Green S, Fabbie P, et al：The essential role of the COM in the management of sleep-disordered breathing：a literature review and discussion. Int J Orofacial Myology, 40：42-55, 2014.
11) 山下夕香里，高橋未哉子：口腔筋機能療法（MFT）を応用した構音訓練【歯界展望特別号 めざせ！健・口・美 未来に向けた歯科医療 第 21 回日本歯科医学会総会】．医歯薬出版，2009．70-74.
12) 武田全代：口腔筋機能療法によるドライマウスの対処【斎藤一郎ほか編：ドライマウスの臨床】．医歯薬出版，2007．152-163.
13) 山口美子：一般歯科での取り組み—歯周病の増悪因子としての舌癖—．日本口腔筋機能療法研究会会報，11：9-10，2009.
14) 石丸美鈴，石丸俊春：成人の MFT【山口秀晴ほか監修：MFT 入門 初歩から学ぶ口腔筋機能療法】．わかば出版，2007．130-139.
15) 古仙芳樹：予防歯科と筋機能訓練（MFT）．デンタルダイヤモンド，32：123-131，2007.
16) Zickefoose WE, Zickefoose J：Exam for the first 5 lessons【Techniques of Orofacial Myofunctional Therapy. Basic Course Manual】. O.M.T. Materials, 2002. 37.
17) Proffit WR：平衡理論と咬合の発育【高田健治訳：新版 プロフィトの現代歯科矯正学 第 1 版】．クインテッセンス出版，2004．128-132.
18) 大野粛英，岡田順子，竹内浩美ほか：舌のトレーニング．わかば出版，1998.
19) 高橋未哉子，高橋　治：新版 したのくせ MFT（口腔筋機能療法）ワークブック．クインテッセンス出版，2012.
20) 山口秀晴，大野粛英，嘉ノ海龍三監修：MFT 入門 初歩から学ぶ口腔筋機能療法．わかば出版，2007.

제4장　진료실에서 활용 가능한 '원 포인트 MFT'

1) 山口秀晴，大野粛英，嘉ノ海龍三監修：MFT 入門 初歩から学ぶ口腔筋機能療法．わかば出版，2007.
2) 山口秀晴，大野粛英，高橋　治ほか監修：増補カラー版 MFT 臨床 指導力アップ・アドバンス編．わかば出版，2018.
3) 山口秀晴，大野粛英，佐々木　洋：舌のトレーニング．わかば出版，1998.
4) 高橋未哉子，高橋　治：新版 したのくせ MFT（口腔筋機能療法）ワークブック．クインテッセンス出版，2012.
5) 大野粛英，山口秀晴，嘉ノ海龍三ほか：ライフステージに合わせた口腔機能への対応 MFT アップデート．

제5장 보호자에게 설명할 수 있는 구강기능·구강습관 Q&A

1) 井上美津子，田中英一，藤岡万里：歯界展望別冊 子どもの歯科臨床 UPDATE．医歯薬出版，2018．16-19.

2) 石川朋穂，高田貴奈，渋谷泰子ほか：おしゃぶりについての実態調査―第 4 報 2 歳 6 か月児のおしゃぶりの使用状況と咬合関係について．小児歯誌，44（3）：434-438，2006.

3) 厚生労働省：平成 27 年度 乳幼児栄養調査結果の概要．https://www.mhlw.go.jp/stf/seisakunitsuite/bunya/0000134208.html

Column '습관'과 부정교합의 관계

1) 東京歯科大学歯科矯正学教室編，山口秀晴監修：知っててほしい―歯科矯正治療の基本．わかば出版，2007.

2) 山口秀晴：5．態癖時の影響【山口秀晴ほか監修：MFT 臨床 指導力アップ・アドバンス編】．わかば出版，2012.

찾아보기